千葉県社会保健婦養成所
一期生の日記と戦前の保健婦活動

弓削田 友子・著
保健婦資料館・編

萌文社

表紙の写真は、綱島ひでの社会保健婦養成所入学写真。裏表紙の絵は、端午の節句の段飾り(綱島ひでのスクラップより)

千葉県社会保健婦養成所における入学式・卒業式写真

【社会保健婦養成所1期生】

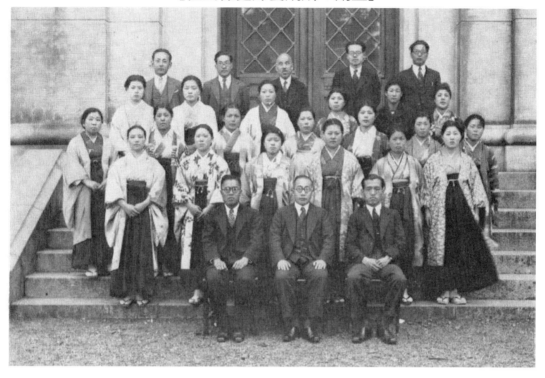

1期生入学式　1940年4月8日

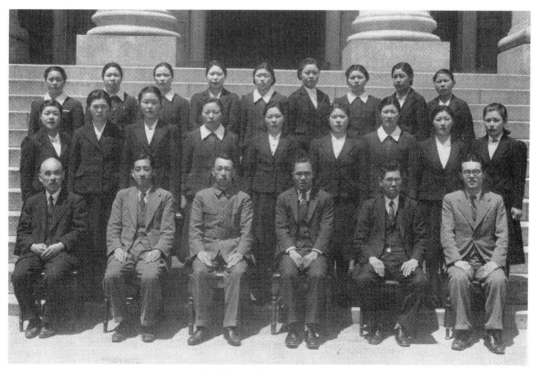

1期生卒業式　1941年5月1日

【社会保健婦養成所2期生】

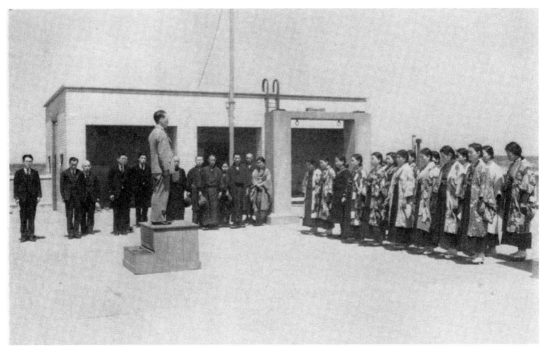

2期生入学式　1941年4月
旧千葉県庁新館屋上

「第2回入学式、元県庁新館屋上。塩田先生、小田島先生、川島先生、蓮尾先生、山本先生の顔が並んでいます。」との解説が付されている。

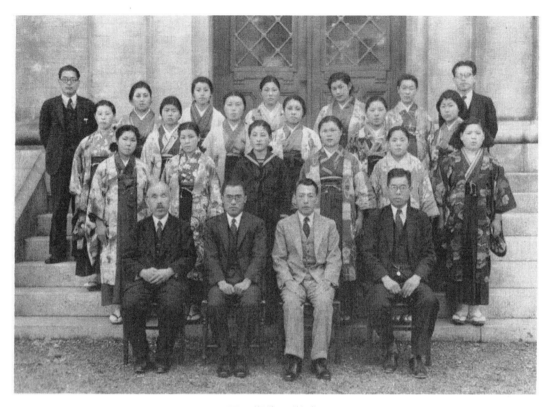

同2期生入学式

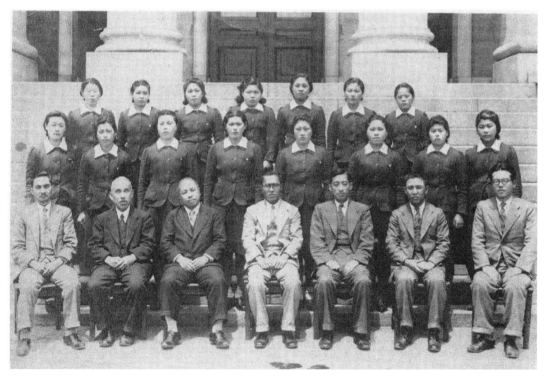

2期生卒業式　1942年4月

【社会保健婦養成所3期生】

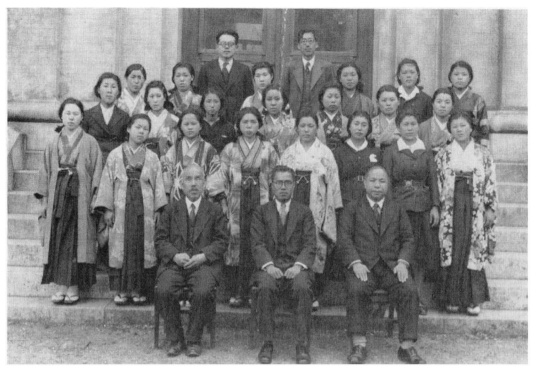

3期生入学式　1942年4月

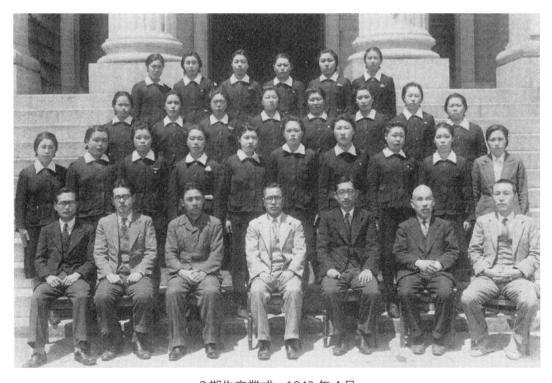

3期生卒業式　1943年4月

【社会保健婦養成所4期生】

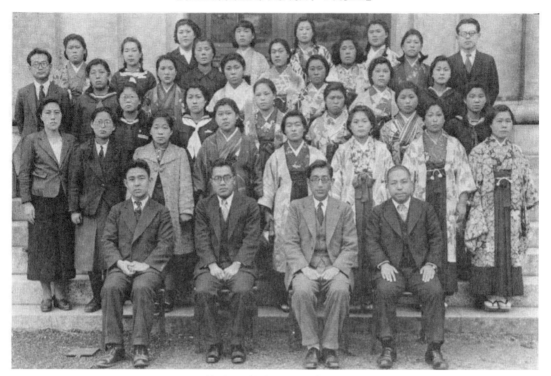

4期生入学式　1943年4月

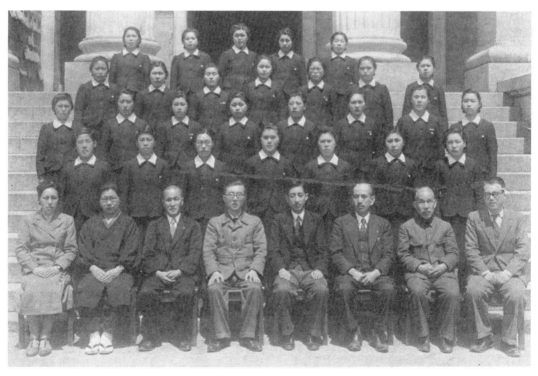

4期生卒業式　1944年4月

【社会保健婦養成所5期生】

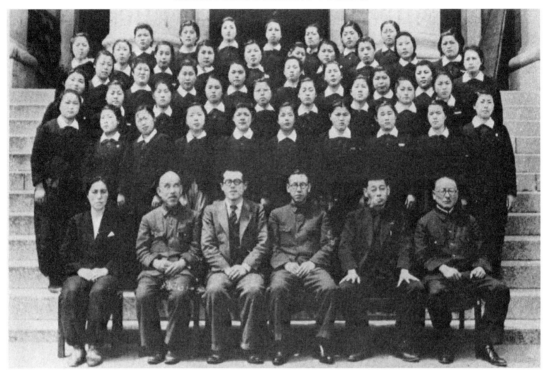

5期生卒業式　1945年4月

　写真は、「福祉の夜明け」附録：思い出のアルバムに掲載されているものを転用。卒業式は、旧千葉県庁正面階段で記念撮影している。

発刊に寄せて

　日本は昭和に入り、産業興隆・工業発展に伴い人口の都市集中や農村の労働不足と戦時下体制進行の中で、結核予防と乳幼児死亡対策が重視されましたが、保健婦活動は、その中で誕生し、公的採用がすすみました。地域・産業の場で組織的に国民の健康を守り、国の施策を担う行動力のある保健婦は、国家的な要請でもあったのです。その官費育成は、当然ながら若い女性の身で1年ほどの学習で看護・助産・保健への対応が求められ、この教育はかなり厳しかったと思われます。これによく耐え懸命に努力し力をつけ、それぞれの地区保健婦として、新たな活動に入った彼女たちの努力、健気さが伺われます。

　この保健婦育成に先進的な鳥取、島根、福井の記録は、菊地、藤下両氏により、『保健師の歴史研究№10』で報告され、次いで千葉県の元保健婦弓削田友子氏も、戦時下の千葉県社会保健婦養成所の報告を行なっています。

　弓削田氏はこの報告を基に、情熱をもって収集された卒業生の生活と活動の保健婦日誌や県の記録、新聞記事、写真等の大量の資料に解説を加え、今回1冊の本として刊行される運びとなりました。

　千葉県社会保健婦養成所の1期生で、卒後阿蘇村（現・八千代市）の保健婦・養護教諭として活躍された綱島ひで保健婦が遺した膨大な資料…、克明で貴重な記録が、弓削田氏の粘り強い取り組みで整理され、私たちはまた一つ後輩への大きな遺産に恵まれました。さらに、そこから何を学びとるのかの課題も私たちは与えられました。行政の中で、懸命に時代的要請に応える新たな保健婦事業に携わった先達の姿の中に、改めて私たちは、今日的な保健師活動を、自覚的に追及し確立するエネルギーを汲み取る、大事な現代であることを教えられました。

２０１６年４月

　　　　　　　　　　　　　　　　　　　　　　　保健婦資料館長　坂本玄子

本書をまとめるにあたって

　今から10余年前、「社会保健婦日記帳」と書かれた「日記」に出会った。それは千葉県社会保健婦養成所の1期生が養成所での学びの日々を綴ったものだった。

　千葉県の保健婦学校の沿革は千葉県立保健婦養成所と聞いており、この千葉県社会保健婦養成所（以下、社会保健婦養成所と記す）は「何だろう…」と思ったが、以前先輩保健婦が「…昔の養成所の卒業生で…」と話していたことを思い出した。

　その後それは、1940（昭和15）年4月に千葉県が設立したもので、当時、80数地区に及んだ無医村の医療対策事業として設置を検討した「社会保健婦」の、養成機関であることがわかった。無医村に住み、その村の推薦を受けた女子を県が採用し、1年間で必要な教育を行ない修業後は出身町村で活動させるという制度だった。当時の新聞は、「無医村の悲惨を救はうとして本年からはじめることになった社会保健婦…（略）」「鳥取・長崎両県に次で本県が3番目に…（略）」と紹介している。

　1944（昭和19）年度までの5年間存続し、129名の卒業生を送り出した。

　本書は、千葉県の社会保健婦養成についてまとめたものである。

　「社会保健婦日記帳」（以下「日記」と記す）の作成者は、綱島ひで（故人、結婚し鈴木となるが、報告書では綱島と記す）である。印旛郡阿蘇村（現在の八千代市）の出身で、社会保健婦養成所の1期生として学び、修業後は阿蘇村に就職し保健婦として7年間、養護教諭として4年間活動した。

　長男の鈴木早苗氏から、「母もむかし保健婦で遺品を整理していたら、社会保健婦養成所の頃の日記が教科書や写真、書類、新聞記事の切り抜きと一緒にきれいな状態で残されていた、何処かそれらを引き取って保管してくれる所はないでしょうか」という話をうかがったのが、「日記」や資料との出会いとなる。

　資料は非常に興味深いものでさっそく読み始めたが、旧漢字や旧仮名遣いの文書が多く、それらを読みこなすのは難しく内容の理解までなかなか進まなかった。阿蘇村長名の「採用通知」と書かれた文書の意味さえその頃は理解できていなかった。

　その後、再び調査に力を入れたのは、保健婦資料館（長野県安曇野市）が、鳥取県社会保健委員養成所についてまとめる中で、社会保健婦養成所にも「要項」があるのではないかと考えたためである。

　先ず、千葉県立中央図書館や千葉県文書館、千葉県議会図書室に出かけたが、直ぐには「要項」を見つけることができなかった。数日後、千葉県文書館の方から「探している事に近い内容が書かれている本があるのですが…」との電話があり、それは、

「福祉の夜明け──千葉県における戦時下社会事業小史」(以下「福祉の夜明け」と記す)という本で、当時の社会課職員で社会保健婦養成の担当者でもあった織田富男氏が編集したものだった。その本の第6章「社会保健婦の養成と配置」と「日記」に書かれている内容は補い合うものが多くあり、より理解が深まるにつれ新しい事実とともに、養成の概要が以前よりはっきりしてきた。その時に新聞記事の調査も始め、議会審議から卒業までの1期生にかかわる記事を見つけることができた。

その後、さらに時間を必要としたが、1940（昭和15）年度から1943（昭和18）年度の「千葉県社会保健婦養成要綱」は、『旧源村役場文書』の中に、1944（昭和19）年度のものは、「千葉縣厚生指導員養成に關する件」として「千葉新報」の千葉県庁欄の中に残されていることがわかり収集できた。

社会保健婦養成所が開設されていた5年間はまさに戦時下で、資料そのものを意図的に作らない、残さないという時でもあり、知りたい内容が含まれていないこともあった。しかし一方では、虫食い状態や触れると今にも壊れそうな状態でも残されているものもあり、先人の思いがたくさんつまっているようで、資料の持つ意味、伝えることの大切さを改めて感じながらの資料収集でもあった。

資料には社会保健婦養成の目的達成に向けて多くの人が行った努力と協力、試行錯誤の数々が綴られていた。養成事業は当初の計画どおり5ヵ年で終了したが、県立保健婦養成所に確実に引き継がれ今日の保健師活動に繋がっている。

これらの資料を先人の歩みとして一つにまとめ、今後に生かすために報告書作成に取り組んだ。資料を充分に読み込めず説明不足は歪めないが、多くの方の目にとまり読んでいただければと願っている。

調査にあたっては、公文書や新聞資料（史料）などについていろいろ教えていただいた、千葉県文書館並びに千葉県立中央図書館の皆様にお礼申しあげます。

また、本書の書き初めから完成までを終始温かく見守り数々のご助言をいただいた、三育学院大学名誉教授名原壽子先生に深く感謝いたします。

個人の思いがたくさん詰まった「日記」や資料を提供して下さった鈴木早苗氏や綱島ひで姉のご弟妹の皆様にも改めてお礼を申し上げます。

2016年4月

目　次

千葉県社会保健婦養成所における入学式・卒業式写真……………………… 3
発刊に寄せて（坂本玄子）……………………………………………………… 9
本書をまとめるにあたって…………………………………………………… 10

第1章　千葉県社会保健婦養成所開設前後の千葉県における保健婦活動………17
　1．小児保健所での活動………………………………………………………17
　　（1）小児保健所はどのようなことをするのか…18
　　（2）千葉市小児保健所…19
　　（3）木更津町小児保健所…20
　　（4）勝浦町小児保健所…20
　　（5）茂原町小児保健所…20
　2．愛育村での活動……………………………………………………………24
　　（1）富崎村での活動…24
　　（2）栄村での活動…24
　　（3）古城村での活動…25
　3．保健所での活動……………………………………………………………26
　　（1）木更津保健所での活動…27
　　（2）松戸保健所での活動…29
　4．その他の活動………………………………………………………………30
　　（1）健康相談所…30
　　（2）国保保健婦…32
　5．産婆さんが行なった巡回指導……………………………………………33
　　（1）委託産婆…33
　　（2）巡回指導婦…35
　　（3）君津の二人の産婆さん…37

第2章　千葉県社会保健婦養成所の概要……………………………………39
　1．「千葉県社会保健婦養成所」が設置される経緯………………………39
　　（1）養成の契機…39
　　（2）社会保健婦養成についての県議会審議…40
　　（3）社会保健婦養成所予算…41

2．千葉県社会保健婦養成要綱……………………………………………………41
　　（1）1940（昭和15）年度要綱…42
　　（2）1941（昭和16）年度から1944（昭和19）年度の要綱…45
　3．養成開始の通知と募集………………………………………………………46
　　（1）新聞が大きく報道する…46
　　（2）県の通知…47
　　（3）募集の苦労と選考試験…48
　4．過密なカリキュラムと学習環境……………………………………………49
　　（1）校舎…49
　　（2）講義科目…49
　　（3）実習…50
　　（4）多彩な講師陣と専任指導員…51
　　（5）寄宿舎生活…52
　　（6）教科書など…53
　5．卒業……………………………………………………………………………54
　6．社会保健婦から厚生指導員へ名称を改める…………………………………55

第3章　新聞記事にみる社会保健婦養成の状況……………………………………56
　1．社会保健婦養成所の開設と募集記事…………………………………………56
　2．選考試験………………………………………………………………………58
　3．試験結果発表…………………………………………………………………59
　4．入学式…………………………………………………………………………60
　5．保健所実習……………………………………………………………………62
　6．卒業……………………………………………………………………………64

第4章　社会保健婦養成所1期生――綱島ひでの活動……………………………66
　1．社会保健婦養成所時代…………………………………………………………68
　　（1）綱島ひでが受け取った採用通知　―入学案内―…68
　　（2）『社會保健婦日記帳』にみる養成所時代（昭和15年4月から9月まで）…69
　2．社会保健婦としての活動（昭和16年5月～昭和23年3月）………………73
　　（1）保健婦業務従事届…73
　　（2）昭和18年　久邇宮妃知子女王殿下御前で体験発表…74
　　（3）昭和19年　無病村建設の活動…74

13

（4）昭和 21 年　愛育村訪問記…76
　　（5）保健婦表彰…79
　　付．卒業後の社会保健婦養成所 1 期生…………………………………………80

資料編……………………………………………………………………………………83
　　資料 1．昭和初期の千葉県の状況…84
　　資料 2．千葉県社会保健婦養成要綱など関係文書…86
　　資料 3．千葉県社会保健婦規程…100
　　資料 4．千葉県立保健婦養成所開設…103
　　資料 5．千葉県保健婦協会と房総健婦会…105

掲載新聞記事の収蔵場所別一覧……………………………………………………108
文献及び史料…………………………………………………………………………111

附録
　　『社會保健婦日記帳』　昭和 15 年 4 月から 9 月まで（作成者・綱島ひで）…………113

【注・本書作成にあたり】

＊本書に掲載した「社會保健婦養成ニ關スル件」、「社會保健婦養成ニ關スル打合會開催ニ關スル件」「乳幼兒ノ體力向上指導ニ關スル件」、「乳幼兒體力向上指導實施ニ關スル件」「出産者保護ニ關スル件」は、旧源村役場（現山武市並びに東金市）の文書であり、現在は両市の寄託文書として千葉県文書館に於いて保管するものである。これらの文書の掲載に当たっては次のとおりの許可を得ている。
◎千葉県文書館長　許可番号27-1（平成27年7月）
　寄託者　山武市並びに東金市
◎山武市歴史民俗資料館（平成27年6月　山武市）
◎東金市教育委員会（平成27年6月　東金市）

　なお本書の中では、上記許可内容の詳細については省略し、「件名」と「旧源村役場文書」のみの記述とする。

> **旧源村役場文書**：明治22年から昭和29年まで存在した千葉県山武郡源村役場で作成された文書で、総数は54,814点にのぼります。源村成立以前の文久元年のものから源村が廃止されるまでの役場文書がほぼ一括して残されており、市町村や県の歴史を知るうえで貴重な資料です。なお、源村は、明治38年に「日本帝国の三模範村」として、英文パンフレットによって海外にまで紹介されています。また、目録が3分冊で刊行されています。
> （千葉県文書館案内より）

＊「社會保健婦養成要綱」や通知文は、原則として原文のままの表記とした。
＊現在の保健師・助産師・看護師については、当時の呼称をそのまま用いて、「保健婦」・「産婆」・「看護婦」と記した。
＊引用文中判読出来ない文字は■で表した。

第1章　千葉県社会保健婦養成所開設前後の千葉県における保健婦活動

　千葉県社会保健婦養成所は、無医村で活動する「社会保健婦」の養成を目的として1940（昭和15）年4月に開設された。県内では初の保健婦養成機関である。

　それ以前から、保健婦は小児保健所や健康相談所、愛育村、保健所などに在籍し、乳幼児や妊産婦保護、結核予防活動に積極的に取り組んでいたが、その頃はまだ保健婦資格の規程はなく、従来の看護婦や産婆がその任に就くことが多かった（保健婦資格は、昭和16年7月公布の「保健婦規則」により制定される）。

　人口対策による国家的な要請も大きかったが、いずれの機関も開設数が少ない上に都市部に偏在している、各職場で働く保健婦も1人から3人という状況で活動の厳しさは想像に難くないが、一心に活動する保健婦の姿が残されている。

　一方産婆は古くから助産業務に当たっていたが、大正後期から昭和初期にかけては、「委託産婆」や「巡回指導婦」と呼ばれ各家庭を訪問し妊産婦保護や乳幼児指導を行なう事業に携わった。特に「巡回指導婦」は国策に沿うもので多くの産婆が従事した。

　社会保健婦の誕生とその後の活動に影響し合ったと思われる保健婦の活動を概観する。

1．小児保健所での活動

　1926（大正15）年7月、国の内務省に設置された保健衛生調査会は、欧米諸国に比べて高い率を示している乳児死亡率を下げるための方策として「小児保健所指針」を策定した。指針に基づき同年12月「小児保健所設置に関する件」が通知され、全国的に小児保健所の設置が勧奨された。

　これを受けて千葉県では、1928（昭和3）年4月、千葉市に最初の小児保健所を開設した。知事は設置計画について、その審議を行なった1927（昭和2）年の通常県議会で、「…本県乳幼児ノ死亡率ハ、他府県ニ比ベテ高率ヲ示シテ居ルコトハ、誠ニ遺憾デアリマスカラ、之ガ保健施設ノ急ヲ認メテ小児保健所ヲ新設…」と説明した。乳幼児死亡の改善など乳幼児保護、母性保護に本格的に取り組む施設として期待され、必要と思われる町村に順次設置する計画だった。

　2ヵ所目は木更津町（現在の木更津市）、次いで勝浦町（現在の勝浦市）、茂原町（現在の茂原市）に開設された。しかし、1937（昭和12）年度、政府が保健国策として

適当な方法を講ずることになったからとして、千葉県での小児保健所事業は廃止になった。(「千葉県議会史 第4巻」p901)

【小児保健所設置予算】

(「千葉県統計書」昭和3年～10年 千葉県総務部編集より)

昭和3年度　2,400円	昭和4年度　1,988円	昭和5年度　1,865円
昭和6年度　1,703円	昭和7年度　1,529円	昭和8年度　1,515円
昭和9年度　1,515円	昭和10年度　1,515円	昭和11年度　(不明)

(1) 小児保健所はどのようなことをするのか

　千葉県小児保健所の体制や業務内容は、前記の県議会審議記録に記されている。議員の質問に答えたものであるが、詳細な説明がなされており引用して紹介する。

　1人の議員は、「千葉市に1ヵ所ということであるが、むしろ都会地外に必要なのではないか」と質問した。これに対して県の担当者は、「小児保健所がどのような事を行なうのかまず模範を示してみる必要がある。指導も兼ねて千葉医科大学(現千葉大学)にお願いし実施することにし、大学の所在地である千葉市に設けることにした。千葉市のモデルを成功させて他の必要と思われる町村にも普及するようご協力頂きたい」と答えた。

　さらにもう1人の議員の、「小児保健所はどのようなことをするのか」との質問に対しては、建物は、3部屋くらいは有る1戸建てが良い、保健婦としては、産婆か看護婦で母子保健の知識を持っている人を採用する予定である、医師1名は千葉医科大学小児科医を嘱託として依頼する、家庭訪問は産婆会と連絡を取り合いながら行ない、必要な人には受診勧奨や医療機関の紹介をする、尿検査なども実施したい、定例の診察・相談日を設けて訪問活動と組み合わせた指導を行なう、牛乳の飲ませ方や予防接種などの指導監督はきちんと行ないたいなど具体的に答えている。以下はこの質問に対する答弁の全文である。

　(答弁)　技師　藤田茂尚

「…(略)是ハ先ズ市内ノ適当ナ所ヲ選ミマシテホンノ三室位ヲ有スル一戸ヲ借受ケマシテ、而シテ保健婦ト称シマシテ産婆或ハ看護婦ノ免状ヲ有スル而シテ小児保護或イハ姙産婦ノ保護ニ關スル所ノ智識アルモノヲ一名常置イタシテ、サウシテ醫者ヲ一名、是ハ醫科大學ノ小児科ニ御願ヒスル考ヘデ居リマスガ嘱託イタシマシテ、サウシテ保健婦ハ産婆會ト連絡ヲ取リマシテ姙産婦ノアリマス所ノ家

庭訪問ヲ巡回的ニ致シマシテ、サウシテ姙娠中ノ或ハ産褥中ノ婦人ニ付テ指導ヲスル、或ハ何等カノ病気等ガアリマスナラバ、速カニ醫者ニカカルヤウニ勧告スル、又ソレニ對スル所ノ幹旋ヲスルヤウナコトニシマシタ。

尚ホ其姙産婦ノ尿デアリマストカ其他ノ排泄物ノ検査ヲ嘱託ノ手ニ依ツテ行フ、斯様ナコトニシマシタ要スルニ姙娠産褥ニ關スル所ノ一般衛生的ノ相談及其他ノ指導ヲ爲ス、斯ウ云ウコトニ致シタイト考ヘテ居リマス。

尚ホ生レマシタ乳兒ニ付テモ矢張リ保健所ハ一週一回…二回兎ニ角適當ノ期間ヲ定メマシテ診察ヲスル、或ハ育兒上ノ相談ヲスルト云ウヤウナコトニ致シタイノデアリマス、此間ニ於テ矢張リ保健婦ガ乳幼兒アリマス所ノ家庭ヲ訪シマシテ、サウシテ其育テ方ニ付テ指導監督ヲスル、或ハ牛乳ヲ呑マセルコトニ付テ監督ヲスルト云ウヤウニ育兒上ニ關スル所ノ指導監督ヲスル、又種痘デアリマストカ、其他豫防注射ト云ウヤウナ事柄ヲモ適當ニ管理スル斯ウ云ウヤウナ合理的ニ行ハレルヤウナ施設ヲ致シマス、(後略)」(「千葉県議会史　第4巻」p 870‐871)

(2) 千葉市小児保健所

　1928(昭和3)年4月1日、千葉市長洲地区に開設された。長洲地区は県庁や千葉市役所その他国の機関などが建ち並ぶ地域に隣接しており、千葉医科大学からは徒歩で行き来できる距離である。

　相談日は、毎週火曜日と木曜日(最初は木曜日だけ)で午後2時から4時まで、その他の日(日曜日は休み)は、乳幼児や妊産婦の家庭訪問を行なう計画であった。

　開設に先立ち当時の新聞は、小児保健所で働くことに決まった保健婦が、内務省主催の10日間の講習会に近々参加する予定と報じている。

『育兒のための健康相談所―来月から新設する―』
　　　　　　　　　　　　(東京日日新聞　千葉版　昭和3年3月18日)
　県では明年度新事業として、すでに予算をとつてある乳幼兒の健康相談所を四月一日から開始することになり、その本部を千葉市寒川長洲第三踏み切脇に一戸を構へ『小兒保健所』の新しい看板を掲げる筈で、保健婦もすでに内定し数日中に内務省で開く講習会に十日間の予定で出席することになつたが、この事業の眼目は小兒の哺育指導であつて授乳方法、着物のきせ方、抱き方等に至るまで、極めて詳細な知識を産婦に授けるにあるが、これは県医師会をはじめ産婆会との連絡もついており、且千葉医大の矢吹小兒科部長の指導もあり同博士は一週二回位は保健所にあらはれ、自ら事務をとつてくれ

> る事になつてゐる。なほ、この事業は貧民救済ではなく世界一といはれる千葉県の乳幼兒死亡率の高いのを低めようといふ趣旨に出たもので、成績如何によりやがて県下全部に及ぼされる施設なので各方面から期待されてゐる。

(3) 木更津町小児保健所

開設日は不明だが、1932（昭和7）年の新聞に次のように紹介されている。

保健婦は専任看護婦と称され学校看護婦を兼務していた。千葉医科大学医師による診察・相談日は土曜日となっている。

経営を引き継いだ「大正会」は数多くの社会事業を行なう有力な団体で、木更津町の方面委員で全国的にも活躍した宮崎識栄氏が所属した会であった。

> **『木更津町の小兒保健所―大正會が経営』**
> 　　　　　　　　　　（東京朝日新聞　房総版　昭和7年4月9日）
> 　木更津町小兒保健所は成績すこぶるよく小兒を持つ同地方の親達から非常に力強い感を與へて居るので、この四月から町の社会事業団体大正会が独力で経営するに決定した。経費は町の補助百円、県の補助約二百円外に大正会から六七百円を支出し専任看護婦は小学校の佐瀬看護婦に兼務させ、毎土曜日に出張する千葉医大の職員の費用も成るべく安くしてもらつて経費の合理化を計り、一ヶ年の経費を前年度の半分で切あげる方針である。

(4) 勝浦町小児保健所

1932（昭和7）年4月に開設されることが、新聞の囲み記事で次のように紹介されている。千葉医大小児科のことは書かれているが保健婦に関する記載はない。

> **『縣が勝浦に小兒保健所』**
> 　　　　　　　　　　（東京朝日新聞　房総版　昭和7年4月8日）
> 　県衛生課では、今度勝浦町に小兒保健所を設け、千葉医大小児科と連絡し相談料診察料は無料。毎土曜日午後一時から四時までやる事になり第一回は九日に行ふ。

(5) 茂原町小児保健所

茂原町小児保健所は、1936（昭和11）年4月に開設された。しかし2年後の1938（昭和13）年3月には、県予算の打ち切りで廃止された。

開設期間は短かったが、開設時に作ったと思われる小児保健所の案内（図1「助産婦会資料綴」長生郡市助産婦会）が残されており、保健婦の配置や所全体の活動内容を知ることができる。

　案内は、「萬の蔵より子は寶！」という呼びかけで始まるもので、今度、県立の小児保健所が出来ました、千葉医科大学小児科の医師と保健婦（産婆看護婦）が診察と相談に当たるほか、保健婦が妊婦や乳児の訪問を行なうので、遠慮なくお尋ねくださいと書かれている。さらに、「次の様な事がありましたら…」と心配事をたくさんあげ、漢字にはふりがなをふり、使い慣れた言葉を使用するなど、一人でも多くのお母さんに利用してもらいたい、そう願う気持ちが込められている。

　開始は、「昭和11年4月18日より開始」と大きく書かれ、住所は茂原町茂原443番地で地図が添えられている。

　また「茂原市長生郡医師会史」に当時の医師会の動きが記されている。それによると、長生郡医師会（当時の名称）は、1936（昭和11）年3月に開催された「長生郡医師会第十七次定時総会」で、「小児健康相談所（ママ）設置の件」を協議し、開設は時代の趨勢であるとして満場一致で決定していた。そしてその準備を地元の関係上として鈴木才次氏と川崎一郎氏に依頼するなど協力体制を整えた。

　このように地元医師会の協力を得て始められたが、翌年の1937（昭和12）年3月の「同医師会第十八次定時総会」に「小児保健所維持の件」が提案された。その内容は、小児保健所設置の県予算が1936（昭和11）年度で打ち切られることになったが、県の担当者から、「折角の施設をこのまま無くすことは誠に遺憾なので、長生郡医師会と茂原町で共同経営してくれないか」と依頼があった、運営費の問題が生じることなので検討したいということであった。

　当日の総会には、県から坂本警部や小駒部長が出席し、経過や成績、経営方法などの説明を行ない、その上で存続を懇望している。総会は、小児保健所を長生郡医師会と茂原町とで維持経営する、とりあえず今年1年は維持することを決議した。

　長生郡医師会は同年6月、郡内の各町村長に茂原町小児保健所を維持するための寄付金依頼を行なった。

　しかし、1938（昭和13）年3月15日に「小児保健所」の廃止を千葉医大小児科教室に通告している。（「茂原市長生郡医師会史」p 1139-1149）

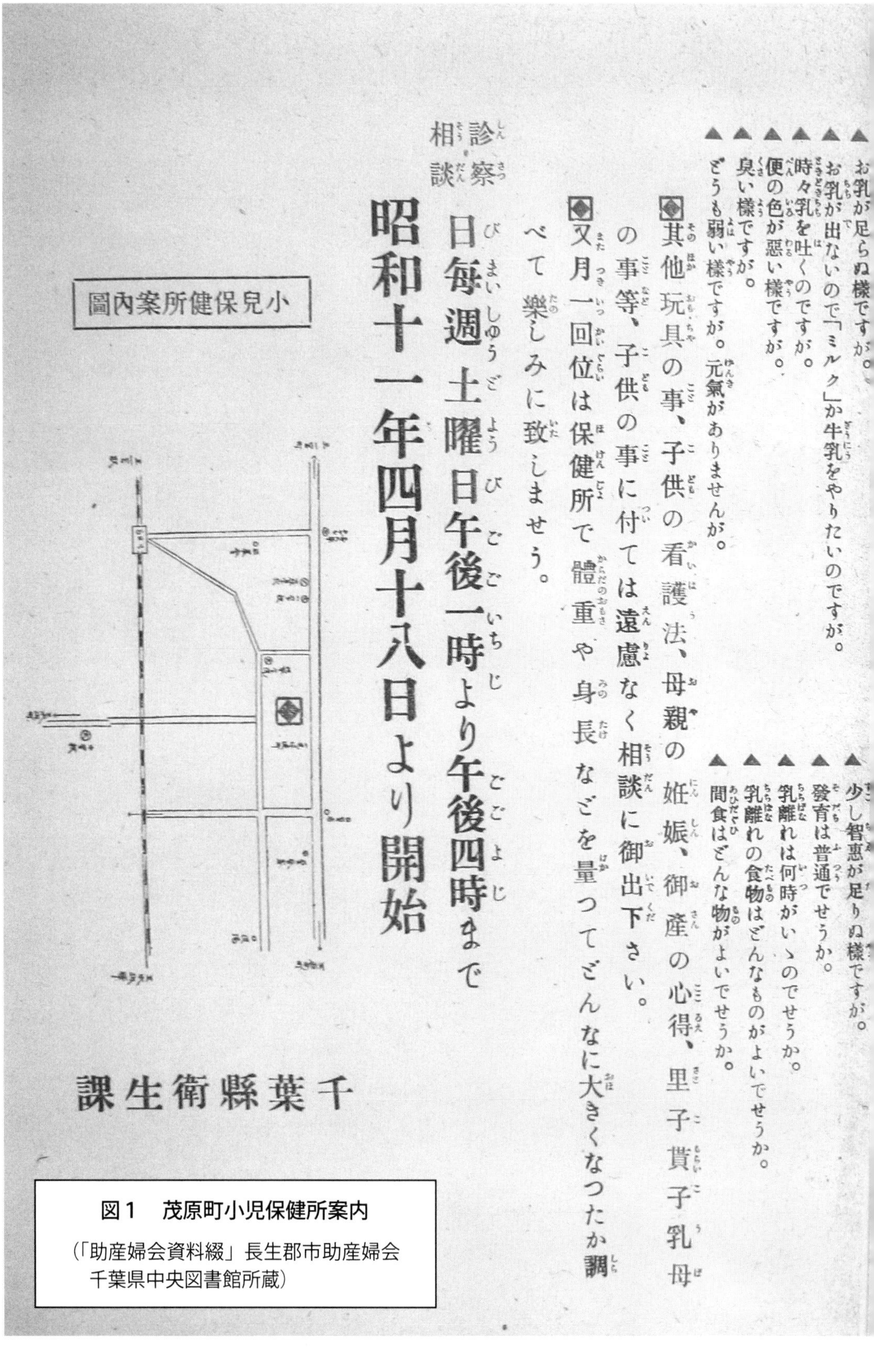

▲ お乳が足らぬ様ですが。
▲ お乳が出ないので「ミルク」か牛乳をやりたいのですが。
▲ 時々乳を吐くのですが。
▲ 便の色が悪い様ですが。
▲ 臭い様ですが。
▲ どうも弱い様ですが。元氣がありませんが。

◆ 其他玩具の事、子供の看護法、母親の姙娠、御産の心得、里子貰子乳母の事等、子供の事に付ては遠慮なく相談に御出下さい。

◆ 又月一回位は保健所で體重や身長などを量ってどんなに大きくなったか調べて樂しみに致しませう。

▲ 少し智恵が足らぬ様ですが。
▲ 發育は普通でせうか。
▲ 乳離れは何時がいゝのでせうか。
▲ 乳離れの食物はどんなものがよいでせうか。
▲ 間食はどんな物がよいでせうか。

診察
相談

日毎週土曜日午後一時より午後四時まで
昭和十一年四月十八日より開始

小兒保健所案内圖

千葉縣衛生課

図1　茂原町小児保健所案内
（「助産婦会資料綴」長生郡市助産婦会
　千葉県中央図書館所蔵）

「萬の藏より子は寶」！

強く正しく愛らしく育てませう

お子さんは御丈夫で元氣ですか

日増しに肥えて行きますか

今度 縣立の小兒保健所が出來ました。

場所は茂原町茂原四四三番地です。

乳幼兒（生れてから小學校へ上る迄のお子さん）の身體の事なら何んでも御相談に御出で下さい。

千葉醫科大學小兒科 の先生や、保健婦（産婆看護婦）が親切に診たり、御相談に應じたり致します。

尚ほ保健婦（産婆看護婦）が御宅へ伺つて姙婦や乳兒の身體につき御相談に應じますから、其の時は御遠慮なく御尋ね下さい。

◎相談料、診察料等は勿論戴きません。

▲皆さん次の様な事がありましたら當所へ來て御相談下さい

- ▲あまり泣きますが。
- ▲あまり乳を飲みませんが。
- ▲お乳の飲ませ方はどうしませうか。
- ▲歯の生え方が遅い様ですが。
- ▲時々「ヒキツケ」ますが、蟲が居るのではないでせうか。
- ▲頸に「グリグリ」がありますが。

2．愛育村での活動

　千葉県で愛育村の指定を受けたのは、1936（昭和11）年に安房郡富崎村（現在の館山市）、1939（昭和14）年に匝瑳郡栄村（現在の匝瑳市）、1943（昭和18）年に香取郡古城村（こじょう）（現在の旭市）、1945（昭和20）年に印旛郡阿蘇村（現在の八千代市）の4村である。（本調査での確認）

（1）富崎村での活動

　房総半島の最南端に位置する。1936（昭和11）年に、全国で最初に指定された5ヵ村の内の1つであり、「漁村のモデル」とされた。指定の経緯については、「福祉の夜明け」に、「…乳児調査を行ない海女労働にメスを加え、愛育会を組織指導していた」と記されている。

　6月6日に指定を受けて、7月に愛育会の結成式を行なっている。班員数は20名で訪問婦数は1名、8月に講習会や映写会を数日開催した記録が残されている（「恩賜財団愛育会事業報告 - 昭和11年度版」）。この頃はまだ組織員に保健婦の名称はなく、助産婦または看護婦が技術面の指導を担当しており、訪問婦1名はこのどちらかと考えられる。保健婦の設置などこれ以降の活動状況は資料がなくわからない。1943（昭和18）年2月に開催された「千葉県保健婦大会」で、竹中さだ保健婦が、「本村に於ける妊婦の日常生活」と題した報告を行なっている。しかし記録が残されているのは冒頭に村の概況を紹介した部分だけで、妊婦の生活をどの様に伝えたかはわからない。富崎村は房総半島の突端に位置する純漁村で、耕地面積は甚だ狭く自給しているものは魚介類だけ、人口は2,700人で大部分は漁業に従事していると紹介している。（「保健婦の活動状況」　千葉県保健婦協会編　昭和18年　P33～40が欠損）

（2）栄村での活動

　九十九里浜に面している村で、1939（昭和14）年に愛育村に指定されている。指定の発端は、愛育会が行なった乳児死亡率調査（昭和8年実施、昭和14年公表）において、乳児死亡率が県内で最も高いという結果が示されたことによる。（表1）

　県は死亡率を減らす為に村と一緒になって、乳幼児健康相談や巡回相談などいろいろな対策を講じた。愛育班の結成も対策の1つで、その頃の状況を新聞社が次のように取り上げ、巡回相談に当たる2人の産婆や医師の活動の様子、愛育会の体制などを

表1　千葉県の乳児死亡率

	昭和8年	昭和13年
富崎村（安房郡）	21.79%	17.14%
栄　村（匝瑳郡）	24.36%	15.26%
千葉県	14.22%	14.10%

（恩賜財団愛育会調査「福祉の夜明け」p19）

紹介している。この時に活動していた斎藤アヤ子が、社会保健婦養成所の2期生となり後に村の保健婦として活躍している。

『乳幼兒の相談所　死亡率縣下一の栄村に喜び』
　　　　　　　　　　　（読売新聞　千葉読売　昭和14年10月13日）
　県下一乳幼児の死亡率が高い匝瑳郡栄村に対し、県では予防対策を講ずるため今回小学校内に乳幼児健康相談所を設け、野田村の藤井貞司、須賀村の鈴木直仁両医師を嘱託、社会課からも仙波博士が出張、毎月三回乳幼児の罹病調査や保護指導に当たると共に家庭訪問婦として同村伊藤ふみ、江波戸ゆき両産婆を嘱託し各家庭の巡回相談に当たり、徹底的に乳幼児の保護方法を講ずることになつた。明十四日午後一時から事業実施についての打合会を開き直ちに巡回相談を始め、二十日ごろ相談所を開設する予定で、これは県下で最初の試み、育児知識に乏しく開業医を持たず財政的にも恵まれぬため、県下一の乳幼兒死亡率を出していた同村も、これによつて大いに救はれる見込みである。

『栄村に愛育會―乳幼兒の保健に努む』
　　　　　　　　　　　（読売新聞　千葉読売　昭和14年12月22日）
　匝瑳郡栄村では乳幼兒の死亡率が県下一といふ不名誉の記録を持つてゐるので、これが対策を講ずるため愛育会を結成し二十日から業務を開始した。会長に伊藤村長、副会長には石橋止小学校長と方面委員五頭氏、国婦会長熱田ふみさん、評議委員には区長や方面委員が就任し、村内各区毎に愛育区を設けて愛育班を置き、愛育区長には各国婦班長が当り、毎月五の日に県その他から医師を招じて診療相談に応ずることとなつてゐる。

（3）古城村での活動

　現在の旭市の北部。古城村の愛育会は1943（昭和18）年に指定されている。その発端は1940（昭和15）年にあり、無医村になってしまった村の住民が、何とか医療を確保しようと奮闘した中で誕生した。最初の頃の様子が次のように「千葉県国保三十年史」に記されている。

> 　古城村は香取郡の南部地域で、干潟駅北方約1里半、人口5,200人、低い丘陵地帯にある純農村である。昭和15年、ただ一人の開業医が満州に渡って無医村になったため、村の有志が相談のうえ、八日市場簡易保険健康相談所に本田所長を訪ね、協力を懇請した。本田所長は大いに同情し、週1回鏑木宿に出張し相談に当たることを提案され、一同は喜んでこれを迎えた。健康相談から応急の処置まで、村民はこの活動を大いに利用した。(以下略)
>
> 　　　　　　　　　　　　　　　　　　　　　　(「千葉県国保三十年史」p70)

　村長が県に窮状を訴えるなどその後も活動は続けられ、1943(昭和18)年3月に国保組合が設立され、1945(昭和20)年に組合による直営診療所としては県下で2番目の診療所が村に開設されるに至った。

　さらに理事長は全村民の健康管理を発案し、物資不足の折にもかかわらず、初めてBCG接種、25歳以下の性病検査とサルバルサン治療、検便と寄生虫駆除を全面的に強行した。また幼児のため百日咳、ジフテリア、ハシカの治療と予防を徹底的に行なった。「病気を出さぬものこそ名医なり」と主張したため、一時医師に敬遠されたが恐れず、その熱心さに地元医師会も協力を続けたとされる。

　愛育会は、国保組合が設立した年の秋に結成され、組合の指導部長の下に保健婦、愛育委員39名が置かれた。保健婦は数人配置され訪問活動など他の模範となる活動を行ない、1950(昭和25)年に全国の愛育村の模範として、さらに1951(昭和26)年には結核予防の功績により表彰された。表彰の様子が「古城村誌　前後編」に次のように書かれている。

> 　特に愛育委員林ゆき、平山恭及保健婦石井君代の3氏は個人表彰を受く。同年7月20日医師伏島忠雄就任。26年10月18日愛育委員会は結核予防の功績により表彰せらる。(昭和18年以来結核予防対策としてBCG接種を行なう等の措置に依り昭和24年以後結核患者なし)
>
> 　　　　　　　　　　　　　　　　　　　　　(「古城村誌　前後編」p 600)

3．保健所での活動

　1937(昭和12)年4月保健所法が公布され、全国的に保健所の設置が進められた。千葉県は、翌1938(昭和13)年5月に千葉県立保健所規程を定め、知事直轄の機

関であることを明記し、保健所の職員として、技師2名、保健婦3名、技手1名、書記1名、指導員3名を置き、所長は技師2名の中から選んで任命した。

千葉県第1番目の保健所として同年7月に木更津保健所、翌1939（昭和14）年9月に松戸保健所、1941（昭和16）年8月に茂原保健所、1943（昭和18）年6月に勝浦保健所、1944（昭和19）年10月には千葉（中央）、市川、東金、銚子、佐原、八日市場、館山、五井、鴨川、野田、佐倉保健所の11ヵ所が開設され県内15ヵ所と現在に近い設置数になっている。

当時の保健所の課題は、乳幼児保護、結核予防、伝染病予防であり、保健婦も保健所の案内と共に健康相談や講習会、調査活動、家庭訪問などの業務を精力的に実施した。ここでは2ヵ所の保健所の活動について紹介する。

（1）木更津保健所での活動

君津郡木更津町（現在の木更津市）に開設。現在の木更津市、君津市、富津市、袖ケ浦市を所管し、当初の職員は、医師2名、保健婦3名、薬剤師1名、栄養士1名、事務職員4名である。初代の楠本所長は、「仕事を始めてみて、もっとも困ったことは、地元の人たちは保健所といっても全く理解されていない。健康保険の事務所と受け取られるような始末だった。」と回顧している。しかし同時に、保健思想ならびに保健所に関する知識の普及が必要として、『保健所は何をする所か』という小冊子を作り広く配布し、講習会や座談会を開催するなど、保健所の存在と業務内容の周知をはかった。

開設と同時に始めた健康相談は、毎週月・水・金曜日の午前中の受付で行なわれ、50日間の実施した結果が「木更津保健所四十年の歩み」に報告されているが、来所者数は1,309人で、結核患者133人を発見したと記されている。

①母子関連の調査―「木更津保健所四十年の歩み」より

管内の母子保健の指標として、1929（昭和4）年から1938（昭和13）年までの10年間の出生100に対する乳児死亡率が昭和17年に公表されている。戦時中なので率のみの公表であるが、管内の数値は山間部10.82、農村部11.52、海岸部11.48、計11.39で、愛育会調査による県平均に比べて低い数値である。

1940（昭和15）年に日本学術振興会の依頼で行なった「乳幼児の一斉検診」の結果は表2のとおりである。（結果の一部を抜粋）

出生時の計測値がなく単純な比較は出来ないが、4ヵ月以降1歳までの体重増加が少ないのが際立っている。1〜4ヵ月の間の増加は、男児2.6kg、女児2.0kgである

表2　乳幼児身体計測成績（年令別平均値）　昭和15年次調

項　目	調査数		体重（kg）		身長（cm）	
	男	女	男	女	男	女
1ヶ月	3	6	4.3	3.9	53.2	51.3
4ヶ月	10	14	6.9	5.9	62.6	60.1
12ヶ月	9	13	7.6	7.6	70.2	69.7
〜1歳半	57	73	9.0	8.6	74.8	73.0
3〜4歳	159	159	13.6	13.7	91.4	91.2

のに、4ヵ月〜1歳の間の増加は、男児0.7kg、女児1.7kgであり、平均体重の数値も今日から比べると少ない。

1941（昭和16）年は、家庭訪問による聞き取りで栄養方法別の「発育状況調査」を行なっており、結果は表3のとおりである。（結果の一部を抜粋）

表3　家庭訪問乳幼児の栄養方法と栄養概要

生後	栄養方法		栄養良		栄養否	
	方法	実数	実数	百分率	実数	百分率
6ケ月	母乳	31	22	71.0	9	29.0
	混合	33	15	45.5	18	54.5
	人工	7	3	42.9	4	57.1
1ヶ年	母乳	30	9	30.0	21	70.0
	混合	46	15	32.8	31	67.3
	人工	11	-	-	11	100
2ヶ年	母乳	53	11	20.8	42	79.3
	混合	24	8	33.3	16	66.7
	人工	4	1	25.0	3	75.0

対象は6ヵ月、1ヵ年、2ヵ年児で、239人から回答を得ている。

まず児の栄養の「良否」を判断し、その栄養方法が母乳か混合か人工栄養かを調べている。その結果、栄養「良」の割合が多いのは6ヵ月児の母乳栄養児のみで（71.0％）、他は全て栄養「否」の割合が多い。さらに栄養「否」の割合は1ヵ年や2ヵ年ではより高くなり、混合栄養児以外は70％を超えている。

1943（昭和18）年2月の「千葉県保健婦大会」で、木更津保健所の安田保健婦が「乳児用特別砂糖配給證明による育児指導の實際」と題する活動報告を行なった。特別砂糖配給は1940（昭和15）年度から開始し、開始理由は「如何にして母親を保健所に引きつけるかについて心を砕いたこと」と説明している。

対象となる児を隔月に来所させ、身長と体重の計測を行ない適切な砂糖の配給量を決め、あわせて育児指導を行なった。ここで報告された内容は、配給を受けている児

と受けていない児（「乳児体力検査」の受診児）の発育状況を比較したもので、配給を受けている児の方が標準以上の者が多いという結果である。結果の詳細は割愛するが、その頃の母親の育児状況や母親に対する相談指導や家庭訪問のあり方に悩む保健婦の思いが語られている。

> …申し上げるまでもなく乳児を持つ母親が合理的に育児する事が出来ましたならば我が国23万の乳児死亡は低下する事が出来ます。故に母親達に回数多く来所させ、幾分でも適当な育児の雰囲気に接する事が出来ましたなら一歩一歩目的に近づく事を確信してこの証明を始めましたところ…（中略）…この来所者の中から要訪を定め家庭訪問をいたしますが、やはり相談も家庭訪問ときりはなしては徹底した指導は出来ないと痛感させられます。即ち相談だけでは家庭状況をはっきり掴む事が出来ませんので真の意味の相談が出来ない事が往々にしてあります。…（中略）…　毎日を労働に終始する母親に変わって育児する農村の姑教育の重大さであります。
>
> （「保健婦の活動状況」千葉県保健婦協会編　昭和18年）

②街頭活動の様子

　乳幼児保護の活動は、健康相談や家庭訪問だけでなく、広く街頭での啓発活動も行なっていた。その活動の様子が記事になり『保健婦さんの愛情──辻々で衛生紙芝居──』（朝日新聞　千葉版　昭和18年12月10日）の見出しで次のように紹介されている。

　「…（前略）…木更津保健所保健婦松本晴子さん等数名は、決戦生活のなかで乳幼児と母の保健増進を目指し町から村へと、街の辻々で母や子を呼びあつめて、強く正しい簡素な生活で戦ひ抜きませうと、面白い紙芝居を見せて歩く、そこには逞しく戦争する彼女たちの眞剣な意欲が、いたいけない乳幼児の胸にまでそくそくと温かな愛情となつて傳へられてゆくのである。」

（2）松戸保健所での活動

　県下2番目の保健所として、東葛飾郡松戸町（現在の松戸市）に開設。現在の松戸市、柏市、我孫子市、流山市を所管した。職員は、所長以下医師4名、保健婦1名（後述の新聞には3名と記載）、獣医師1名、出納吏員1名であった。

　木更津保健所と同様、開設と同時に週3回の所内健康相談を始めている。更に管内25町村を廻る巡回相談も始めており、この相談が良い成果を納めていることが、保健婦の写真入りで新聞に紹介されている。

> ### 『巡回相談の立役者保健婦』
>
> （読売新聞　千葉読売　昭和 14 年 12 月 20 日）
>
> 　県松戸保健所では今夏開所以来聖成所長以下十数名の所員が毎週月・水・金の同所相談の外管内東葛東北部廿五ヶ町村に巡回相談に乗り出し、その成果を納めてゐるが現在巡回相談の立役者として活躍してゐるのは、保健婦の山口房子、横山豊子、菊地由子の三嬢がある。
>
> 　彼女らは何れも看護婦の免証を持つてゐるが従来の看護婦とは全然その仕事が異なつてゐて、保健相談を受ける患者、特に指導の必要ある者或ひは發育不良の乳幼兒を發見した際はその患家を訪問し養生方又は正しい乳幼兒の育て方等を懇切に指導するもので、郡下廿五ヶ町村の體位向上に各方面から大いに期待されてゐる。【寫眞はその保健婦】

　また、翌1940（昭和15）年には、管下24町村（松戸を除く）の過去10ヵ年間における乳児死亡率調査結果を発表し、それが新聞に掲載された。『憂慮すべき‐乳兒の死亡率―婦人の自覺を希望　松戸保健所の調査成る―』（東京日日新聞　千葉版　昭和15年4月9日）の見出しであるが、医療機関に恵まれない地方に乳児死亡が多く、平均して乳児1,000人に対して127名が亡くなっている、全国平均とほぼ同じ率であるが、欧米諸国の乳児死亡の1,000人に対し50ないし60に比較すれば誠に憂慮すべき状態であると報じられた。調査結果について、聖成所長は「その原因の一つは、一般母性に正しい育児知識が欠けているためで、人的資源拡充の必要上、一般婦人の自覚を希望する」と語るとともに、保健所でも積極的に事業に取り組むことを示した。。各町村の死亡率は次のとおりである。

　冨勢 169　　風早 155　　湖北 155　　手賀 152　　高木 150　　我孫子 146
　七福 144　　木間ケ瀬 143　　関宿 137　　旭 133　　新川 132　　馬橋 129
　川間 125　　土 122　　梅郷 122　　福田 120　　小金 119　　野田 118
　布佐 116　　二川 107　　八木 106　　柏 105　　田中 103　　流山 100

4．その他の活動

（1）健康相談所

　健康相談所は結核予防事業を行なう目的で昭和の初め頃から設立され、一般健康相談所、簡易保険健康相談所、小児健康相談所等いくつかの形態があった。千葉県では1932（昭和7）年に、日本赤十字社千葉県支部に結核予防健康相談所が設置され、

この経費にラジオ納付金をあてた。(「千葉県の歴史 通史編 近現代2」p464)
1942(昭和17)年には千葉市ほか11ヵ所あったとされるが(朝日新聞 千葉版 昭和17年1月29日)、保健婦の配置や活動状況などを知ることができたのは次の3ヵ所である。

①小児健康相談所
　1935(昭和10)年頃、県社会課が千葉市寒川地区の民家の一室で小児健康相談を始めた。この相談所について「福祉の夜明け」に次のような記述がある。

> 　千葉医大詫摩小児科教授に依頼し、教室の先生を迎え、千葉市港町の民家の一隅に小児健康相談を始めた。
> 　看護婦1人を常置させ、附近の母親と子どもを相談に迎えていた。畳のある6畳間に机と椅子を据えた小さい貧弱なものがそれであった。大学の先生は交互に出かけて、根気強く相談に当たって下さった。

　従事したのは保健婦ではなく看護婦と書かれている。相談所での活動は、記録がなく紹介できないが、1941(昭和16)年に軍事援護の予算を得て、同じ寒川地区に建物を新築し軍事援護小児健康相談所となり、1943(昭和18)年には教養相談を行なう小児教養相談所を併設、看護婦の他に成田及び草野の2人の保健婦が配置され地区巡回指導も実施した。寒川地区は小児保健所が設置されていた地区でもある。

②千葉県健康相談所
　千葉市内に開設された。1943(昭和18)年2月に開催された「千葉県保健婦大会」で同所の木村すみ保健婦が次のような活動報告を行なっている。
　「千葉県の死亡統計に就て」という題で、1939(昭和14)年から1941(昭和16)年迄の結核予防会千葉県支部で行なった死亡調査の報告である。
　千葉県の年間死亡者は凡そ29,000人で、死亡原因は脳血管性疾患、肺炎、老衰、結核、下痢腸炎、先天性弱質等が多い。年令別では乳幼児(0歳から4歳)死亡が9,000人余で、主な死亡原因は夏の下痢腸炎、冬の肺炎である。青壮年死亡は4,300人余で主な原因は結核である。県全体の結核死亡は凡そ2,200から2,300人であるが、結核による死亡の凡そ10倍が結核患者とすれば、22,000人位の結核患者がいることになるとの推計も述べている。

(「保健婦の活動状況」千葉県保健婦協会編　昭和18年)

③市川健康相談所

　同所の有賀のぶ保健婦も「千葉県保健婦大会」で「健康相談所の活動状況」の題で報告を行ない、相談所の体制や担当地区の状況、事業内容を詳細に紹介している。

　市川健康相談所は結核の予防と撲滅を目的とした機関で、医師1名、保健婦1名、看護婦2名が在籍、担当区域は2市3町と1村で、戸数は約3万戸、人口は約15万人で、農村あり、漁村あり、半農半商、勤め人など多種多様の区域であった。診断業務と家庭訪問による療養指導が中心で、1週間を「診断と相談日」と「訪問に依る指導日」の各3日に分けていた。

　活動は、診断から治療、快復期に至るまでその人の状態にあった相談や指導を徹底して行なったこと、家族に対しても健康診断を積極的に勧誘するなど同様の姿勢で接したこと、一般住民に対する指導では、「…学校、工場、部落、婦人会、母の会などに呼びかけて講演、紙芝居、ポスター、座談会等を利用して正しい結核の見方を指導教育致して居ります。…」と力を入れて行なっていたことを紹介し、さらに、古い風習の残る当時の保健指導の困難や任務の重大さ、療養所の増設や外気小屋の普及、家屋改善の必要性が報告されている。

　　　　　　　　　　　　　　（「保健婦の活動状況」千葉県保健婦協会編　昭和18年）

（2）国保保健婦

　1938（昭和13）年7月国民健康保険法の施行後、県内での国民健康保険組合の設立は、君津郡中郷村と小糸村、安房郡北三原村の3つの村をモデルとして進められ、1938（昭和13）年に1ヵ所、翌1939（昭和14）年に6ヵ所、1940（昭和15）年に5ヵ所が設立され、1943（昭和18）年に全県下で国民健康保険組合が設立された。国民健康保険組合への保健婦の配置は、社会保健婦養成所の一期生が1941（昭和16）年5月に就職したのが始まりである。当初社会保健婦の養成は無医村対策であり国保組合の設置とは別の問題とされていたが（「千葉県国保三十年史」）、その後国民健康保険組合は社会保健婦の活動の拠点とされ両者の設置が一体となって進められた。国民健康保険組合には養成を終えた社会保健婦が配置され、保健というものがわからない人たちを相手に、生命保険勧誘員と間違えられながら、防疫や環境衛生の仕事、共同炊事、事務的な仕事も行ないながら、疾病予防や健康の保持増進という保健婦本来の活動に取り組んだ。

　しかし、戦時下で国民健康保険組合事業を続けることが困難になり、休業に陥る組合も多く、退職や養護教諭、役場の衛生係に転じる保健婦も出てきた。

　終戦後国民健康保険組合の再建が進められ、保健婦の配置が増えたのは昭和30年

代に入ってからである。

5．産婆さんが行なった巡回指導
(1) 委託産婆

　1921（大正10）年愛国婦人会千葉県支部は、開業産婆を委託して妊婦指導や分娩介助にあたらせる「委託産婆」事業を始めた。それは、当時一割近くあった死産を減らすことを目的とする「出産保護」事業の大部分を占めるものであった。

　事業を始めた経緯や予算、事業内容が、『大正十一年度の事業に就きて』に記されている。それによると、死産の原因として妊娠中や出産時の手当が不充分なために「アタラ」命を落としていることが少なくない、これらを未然に防ぎ元気な児の出生と母体の安全を願って行なう事業で、1922（大正11）年度の予算は、178人分の1,780円で、452名の委託産婆に事業の宣伝と普及を依頼している。

　「出産保護」の対象者は、県税戸数割り平均額4分の1以下の者で、希望する時は委員区（町村役場）に申し出て、往診券を受け取り産婆に依頼する形だったが、必要と思われる者には直接交付も行なった。

六、出産保護（抜粋）──『大正十一年度の事業に就きて』より──

　是は支部の最も熱心に鋭意して盡瘁せんとする所なり、前年も屢々宣傳聲明せし如く縣下一ヵ年の出生者は五萬の上に達し死産又五千に近からんとす。此の内には妊娠中又は出産に際し手當の十分ならさるが爲めに、「アタラ」生靈を消滅せしめ又は其の母たる人をも失ふこと少からさるへし。之を未然に防衛し以て強健の子女を擧けしめ、母體の安全を期するものにして蓋し人道上至高至仁の企圖なりと信す。中産以下家庭の父母兄姉たる人々及び縣下仁慈好善の人々並に産婆たる人々は妊娠者ある毎に懇ろに勸め詳はしく説き一人にても多く此の法に依り保護を受けしめられんことを望む本年度の豫算は百七十八人千七百八拾圓の豫定なるも必要に依りては奮發して是れ以上に支出救済すへし…（略）。

　○評議員會　出産保護の件は…（略）…去月中郡役所町村役場警察署分署及委託産婆四百五十二名に對し旨趣宣傳事業普及を依頼したり…（略）
（「愛国婦人会千葉支部半年報第百号大正十年下半年分」「助産婦会資料綴」長生郡市助産婦会）

1923（大正 12）年から 1925（大正 14）年の保護状況が「社會事業要覽　千葉県　昭和2年3月」に記載されている。（表4）

表4　最近3ヵ年の妊産婦保護状況

年　度	産婦人員	産婆手当	産家手当		
			産家数	金　額	
大正12年度	280	2,379	500	250	780	0
大正13年度	179	1,607	0	174	525	0
大正14年度	221	1,898	0	220	660	0
合　計	680	5,884	500	660	1,965	0

（社会事業要覧　千葉県　昭和2年3月）　＊産家数の合計は原文どおり

　支払いの内訳は、1926（大正 15）年の「愛国婦人会千葉支部事業一斑」によると、貧困にして出産準備に欠ける者の産家へ当座の見舞金として3円、派遣産婆の手当として出産当日は3円、往診は1回1円、来診は1回50銭である。
　保護人員は各町村平均1人ないし2人、大きな町村ではそれ以上とされた。
　1925（大正 14）年3月、愛国会山武郡幹事部長から各町村委員区長宛てに、「出産者保護ニ關スル件」という文書が出されている。
　それは、今後委託産婆数を増やしてたくさんの産婦を保護できるようにしたいという会の意向と、従事者である産婆からの事業に対する希望を伝えるものだった。
委託産婆数を増やすことで、本年度の保護者を 300 から 350 人に、大正 19 年には 1,100 人にしたい、そうすれば出産児の2％を保護することになり良い成績がおさめられると説明している。
　産婆諸姉の希望として、出産に先立って診察を行なうことの大切さが述べられている。出産前に1、2回診察することで妊婦の状況がわかり、胎児の異常なども発見でき同時に対処もできる。事前に必要な物の指導ができるので家庭にある物の使用も考えられる。出産時の心得などを話すことでお互いがわかり双方にとっての安心材料になるなど、安産を願う産婆の強い思いが込められている。
　出産者保護事業の普及と協力も合わせて次のように願い出ている。

『出産者保護ニ關スル件』

　拝啓千葉支部出産保護ハ漸次其数ヲ増シ本年度ニ於テハ縣下ヲ通シ約三百名及至三百五十名ヲ保護シ得ルノ状況ニシテ将来年次其数ヲ増シ会員ノ増募ニ伴ヒ大正十九年ニ至レバ約一千百名ヲ保護シ得ルノ計画ニシテ事茲ニ至レ

> バ縣下一ケ年ノ出産總數五万四千狳人ニ對シ約百分ノ二ヲ保護シ得ル見込ニシテ近府縣ニ於ケル保護狀況ト比較セバ更ニ良成績ヲ收ムル次第ニ有之候而シテ本事業ニ關シ斯通ニ經歷アル產婆諸姉ノ企望スル所概左ノ如シ
> 一、出産ニ先タチ一二回産婦ヲ豫診スルトキハ胎兒ノ位置不良ナルモノヲモ矯正シテ安産セシムルノ利ナリ
> 一、出産前診察セバ概安産ニシテ産後ノ診察回数少ナキ事足リ事後良成果ヲ收ムル事ヲ得ルノ利ナリ
> 一、出産前ニ於テ産婦ニ対シ出産后ニ於ケル必要ナル注意ヲ與ヘ置キ時ハ家庭ニ於ケル不用衣類等ヲ消毒準備シテ実用ニ供シ得ルノ便ナリトス
> 一、殊ニ出産当時ノ心得等豫ジメ親シク之ノ産婦ニ口接シ置クガ如キハ産婦産婆共ニ便宜ヲ得ルコト鮮少ナラズト
> 　其説ニ所以上ノ如ニシテ御取扱上御差支ナキ限リハ御手数ノ義ニハ候ヘ共概ネ右企望ニ適合■候樣御右計■■シ産婦保護ノ目的徹底候樣願御無段申進候敬具
>
> （「自大正14年1月至昭和6年12月　愛國婦人會ニ關スル書類」旧源村役場文書）

（2）巡回指導婦

「巡回指導婦」とは、千葉県が1940（昭和15）年度から実施した「乳幼児体力向上指導」事業で、乳幼児の巡回指導を行なう者の名称として使用したもので、実際は開業産婆に委嘱された。

「乳幼児体力向上指導」は、1938（昭和13）年に厚生省体力局が実施した「国民体力管理制度準備調査」の結果、乳幼児の体力向上指導を行ない育児思想の普及を図ることは、事変の下で重大な要務として計画されたもので、県ならび市町村において総力を結集して取り組むことが要請された。

千葉県は、1939（昭和14）年5月29日衛第3922号「乳幼兒ノ體力向上指導ニ關スル件」を総務・学務・警察部長の連名で各市町村長あてに通知している。

事業趣旨、検診や育児指導の実施説明の他に、指導資料としてパンフレットやポスター、映画の活用なども挙げている。指導は一般的指導と個別的指導に分けており、前者は県や市町村職員が主に行ない、後者の個別的指導は愛国婦人会や国防婦人会、女子青年団などが、保健所や市町村、医師会、産婆会などと緊密な協力を取りながら行なうようにと示している。

1940（昭和15）年3月7日衛第1776号「乳幼兒體力向上指導ニ關スル件」（下

記に一部抜粋）が、警察部長名で各警察署長・保健所長・市町村長あてに再び通知された。来年度「乳幼児体力向上指導」を実施する見込みになったとして協力を求めており、この中で巡回保健婦の設置が示された。

『乳幼兒體力向上指導ニ關スル件』の通知の抜粋

三、巡回保健婦ヲ設置スルコト
　（一）巡回保健婦ハ指導醫、保健所其他ノ醫療機關ト密接ナル連絡ヲトリ担當區域ヲ巡回シテ母性及乳幼兒指導ニ當ルコト
　（二）巡回保健婦ハ開業産婆中ヨリ適當ナル者ヲ選定シテ委嘱スルコト
　（三）巡回保健婦ハ各市（區）町村ニ普遍的ニ配置スルコト
四、巡回保健婦指導講習會
　（一）一年ヲ通ジ少クトモ七日間巡回保健婦指導講習會ヲ開催スルコト
　（二）講習科目ハ母性及乳幼兒ノ榮養疾病分娩等ニ關スルモノヲ主眼トスルコト
　（三）講師ハ縣衛生技術官、保健所長、大學專門學校教授、公私立病院長、指導醫其ノ他ニ委嘱スルコト
　　　　　　　　（「自昭和13年　至昭和16年　衛生関係文書綴」旧源村役場文書）

　事業内容として、（1）診査指導及健康相談（2）育児思想啓発（3）巡回保健婦の設置（4）巡回保健婦指導講習会（5）母性補導委員設置の5つが示された。
診査指導及健康相談では、対象月齢・診査方法・従事者・経費などが細かく記されている。

　巡回保健婦の設置については、開業産婆より適当なる者を選定して委嘱すること、普遍的に配置することなどが示された他、講習会は1年を通し少なくても7日間は開催することや講師の例示がされている。この時点では、巡回指導に当たるのは「巡回保健婦」と称された。

　母性補導委員の設置は、産婆会、看護婦会、女子青年団他各種婦人団体などの団員より委嘱することが示された。

　引き続き同年6月11日衛第5747号「乳幼兒體力向上指導實施ニ關スル件」が警察・総務部長の連名で各警察署長・保健所長・市町村長あてに通知され、改めて実施する旨と「乳幼兒體力向上指導實施要項」が示された。（下記に一部抜粋）

> 『乳幼兒體体力向上指導實施要項』の抜粋
>
> 第一　準備
> 　一　縣ニ於テナスベキ事項
> （２）巡回指導婦ノ委嘱
> 　巡回指導婦ヲ小學校兒童通學區域毎ニ一人以上縣産婆會ト協議ノ上委嘱スルコト
> 　三　各市町村ニ於テナスベキ事項
> （１）市町村ハ小學校兒童通學區域内ニ於テ各区又ハ町内、若クハ部落毎ニ看護婦其他婦人團體中適當ナルモノヲ母性補導委員ニ適當数委嘱スルコト
> 第四　巡回指導
> 　一　巡回指導婦ハ市町村長ノ指定シタル場所ヲ本■トシテ市町村長、指導醫、母性補導委員ト連絡ヲ密ニシ被相談者ノ巡回指導ニ當ル
>
> 　　　　　　（「昭和15年　乳幼児関係文書」旧源村役場文書）

　この要項で、「巡回保健婦」の名称が「巡回指導婦」に改められた。実施する上での役割が県、市町村、警察署毎に分けられて明記され、「巡回指導婦」の委嘱は県が行なう事項となり、小学校児童通学区域毎に1人以上、県産婆会と協議の上委嘱することとされた。

　委嘱は毎年行なわれ、1人当たり年に7円79銭（昭和16年度）の手当が支給された。

　指導事業では、乳幼児の巡回指導と健康相談に従事しているが、どのような指導を行なったかなどの記録は残されておらず活動の様子を知ることはできない。唯一、長生郡市助産婦会の資料に、「昭和15年、乳幼児の体力向上のため巡回指導婦となり活躍、終戦まで続く」との記述がある。生き生きと活動する姿が目に浮かぶ（「助産婦会資料綴」）。

　巡回指導婦数は、1940（昭和15）年に行なわれた「巡回指導婦講習会出席状況表」に、県全体で751人と記されており（表5）、毎年その前後の人数だったと思われる。

（３）君津の二人の産婆さん

　栄村の乳幼児死亡率調査を始めた頃、既に君津では産婆さん2人を保健婦的に巡回させていたとある（「千葉県国保三十年史」p408）。この調査が昭和8年のものを指

しているのであれば、2人は「委託産婆」の可能性がある。

表5　産婆会別巡回指導婦数

産婆会別	巡回指導婦数	産婆会別	巡回指導婦数
千葉郡市	96	香取郡	66
市川市	41	匝瑳郡	27
船橋市	27	山武郡	62
銚子市　海上郡	47	長生郡	45
館山市　安房郡	98	夷隅郡	34
東葛飾郡	71	君津郡	53
印旛郡	59	市原郡	25
県合計　751			

昭和初期の千葉県庁付近

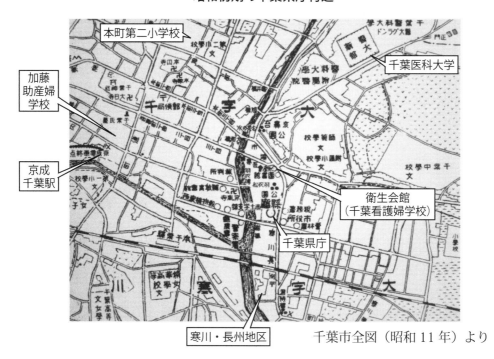

千葉市全図（昭和11年）より

　昭和11年の千葉県庁周辺図で、千葉県庁の隣が公園になっている。
　周辺に千葉市役所や警察署、裁判所、図書館、県教育会館などが建ち並ぶ。
　衛生会館（千葉看護婦学校）は図書館と水産館の並びに、加藤助産婦学校（加藤産科婦人科病院）は京成電鉄終点の京成千葉駅近くにあった。

第2章　千葉県社会保健婦養成所の概要

　千葉県の社会保健婦養成は、無医村対策事業として1940（昭和15）年から5ヵ年計画で始められた。無医村の出身者で町村長の推薦を受けた女子に必要な知識を習得させ、修業後その村に配置して保健指導に従事させるという概要だった。その頃県内には無医村が80数地区あるといわれており、5ヵ年計画の達成により1人は配置出来る状況であった。

　その後対象とする町村の条件が広げられ、医療機関の機能が乏しいとみなされる町村、国民健康保険組合の設置を進めている町村なども該当になった。1944（昭和19）年度は養成定員が大幅に増やされるなどの変更もあった。

　5年間の卒業生は、121町村の出身者で129名である。1期生の卒業と同時期に、社会保健婦の設置基準や職務内容、処遇などを定めた「千葉県社会保健婦規程」ならびに「千葉県社会保健婦執務心得」が出された。（資料3参照）。

1．「千葉県社会保健婦養成所」が設置される経緯
（1）養成の契機

　1939（昭和14）年、千葉県の人口は1,603,900人、世帯数は292,254世帯、市町村数は5市79町237村で多くの村が点在していた。

　医師数は1,256人で、医師1人に対する人口は1,207人、千葉市や市川市など都市部で就業する者が半数近くを占めていた。産婆は1,159人で、産婆1人に対する出産数は38.8人で、医師ほどではないが都市部での就業者が多く、産婆1人に対する出産数が60人を超えている郡が3ヵ所あった。看護婦は1,447人とあるが医療機関数は不明である。

　出生数は48,560人、死産児1,568人、生後3ヵ月以内の死亡児2,591人であった（人口と世帯数は「千葉県統計年鑑」その他は「千葉県統計書」昭和14年　千葉県総務部編纂　＊世帯数は昭和10年の国政調査による数）。

　乳児死亡率（出生千対）は126.7と全国106.2に比べて高く、乳児死亡の多くは、先天性虚弱、下痢及び腸炎、急性呼吸器疾患によるものだった。医療機関の不備もあるが、乳児や妊産婦のおかれた環境に起因するところもあり、種々の対策がとられて

いたものの、まだまだ死亡率は高い状態が続いていた。

　無医村の対策としては、県立診療所の設置や千葉医科大学や県医師会などと協力して巡回診療・巡回健康相談を行なっていたが、無医村の窮状を救うにはとうてい及ばない状況だった。一方無医地区でもさらに医療に恵まれていない農山漁村地区に、医療技術者を配置する計画も考えられたがなかなか進まなかった。

　保健婦の養成という形で動き出したのが1939（昭和14）年である。この時、知事に就任した立田清辰は、前任地の鳥取県において社会保健委員制度をつくり、保健婦の養成と保健婦活動の先鞭をつけた知事である。担当課の社会課職員が急遽、鳥取県から大阪府、京都府、兵庫県の養成状況を視察して、10月に1年コースの保健婦養成計画が作成され、1940（昭和15）年4月の開設に向けて11月の県議会に予算が計上された。

　養成所は社会保健婦養成所と命名された。名称について、当時「保健婦」は衛生活動のためか厚生活動のためかという議論があり、「社会保健婦」という書物の線に沿って進めることにしたとある（「福祉の夜明け」p 40）。

（2）社会保健婦養成所についての県議会審議

　1939（昭和14）年11月の県議会に、社会保健婦養成所設置についての案が提出された。知事は提案理由を、無医村の女子で将来その地方に定住する見込みのある者を対象として、1年間で必要な知識と技術を習得させ、修了後は無医村に配置し、家庭訪問を行ない母性や乳幼児保護、疾病の予防、救療の徹底を図る、更に村民生活全般に渡る相談指導にも当たらせ、福祉増進に寄与するものであると説明している。詳細は次のとおりである。

　　　　『立田知事による議案説明』昭和14年11月15日　昭和14年通常県会
　第六　保健衛生ニ関スル經費
（六）縣下無醫村ニ於ケル女子ニシテ將來其ノ地方ニ定住スル見込アルモノヲ一ヶ年間一定ノ宿舎ニ寄宿セシメテ、其ノ間産婆並ニ看護婦トシテノ技術修得ニ努メシメ同時ニ社會事業ニ關シテノ必要ナル知識ト素養ヲ與ヘマシテ、修了後ハ無醫村ニ配置シ常時巡回家庭訪問ヲ行ハシメマシテ母性並ニ乳幼兒保護、疾病ノ豫防、救療ノ徹底ヲ圖リ進ンデ農山漁村民生活萬般ニ亙ル相談指導ニモ當ラシメ、其ノ地方ノ全面的福祉増進ニ寄與セシムルコトト致シマシテ社會保健婦設置費トシテ五千圓ヲ計上致シマシタ。（「千葉県議会史　第4巻」）

また、同議会で中村社会課長が行なった説明では、中央に於ける社会事業助成団体から2,000円余の寄付を受けることや県社会事業協会と協力して事業を実施することが加えられた。
　案は修正なく可決され「千葉県社会保健婦養成所」の開設が決まり、経営は千葉県社会事業協会に委託された。

（3）社会保健婦養成所予算
　社会保健婦養成所の予算は次のとおりである。この他に寄付金があり1期生の時の委託総予算は約8,000円である。

『5年間の社会保健婦養成のための予算』

1940（昭和15）年度　　5,000円　　1941（昭和16）年度　　6,080円
1942（昭和17）年度　　5,360円　　1943（昭和18）年度　　5,000円
1944（昭和19）年度　15,800円

　　　　　　　　　　　　　　1940・41・42・44年は「千葉県議会史　第四巻」
　　　　　　　　　　　　　　1943年は「千葉県の歴史　資料編　近現代8」

2．千葉県社会保健婦養成要綱

　今回確認できたのは、1940（昭和15）年度から1943（昭和18）年度までの要綱である。1944（昭和19）年度要綱は見出すことができなかった。
　要綱は「養成要綱」と「募集要綱」に分けられて作成されていた。
　初年度（昭和15）の「養成要綱」は、目的、募集範囲、養成方法、定員及給与、応募資格、養成後の任務、養成中の注意の7項目から構成されている。
　しかし「養成要綱」は、その後毎年項目の追加や内容修正が行なわれ、年度毎に記載事項が異なっている。「募集要綱」は、1941（昭和16）年度に職歴の項目が追加された。
　ここでは、1940（昭和15）年度要綱は全文、1941（昭和16）年度から1943（昭和18）年度までの要綱は、追加や修正された内容のみを掲載する。1944（昭和19）年度は、要綱相当と思われる部分を通知文から抜き出した。
　「要綱」は全文を資料2として掲載した。

(1) 1940（昭和15）年度要綱
『千葉縣社會保健婦養成要綱』
一、目的

　農山漁村ニ於ケル社會保健施設トシテ将來其ノ土地ニ留マリ保健衛生ノ指導ニ當ルト共ニ社會事業方面ニ活動セシムヘキ婦人ヲ養成セントス

二、募集範囲

　縣下醫師又ハ産婆ノ常置セサル町村

三、養成方法

　養成期間ヲ一ケ年トシ其ノ期間ヲ三學期ニ別チテ午前中社會保健婦トシテノ必須科目ヲ諒シ午后ハ左ノ學校ニ通學セシメテ看護婦、産婆トシテ必要ナル知識ノ習得ニ努メシムルモノトス

　　　＊千葉市郡醫師會附属千葉看護婦學校
　　　＊千葉市加藤産婆學校

四、定員及給與

　養成人員ハ二〇名トシ養成期間中月額八圓ノ手當ヲ給與ス

五、應募資格

　社會保健婦トシテノ志望確實ニシテ左記各號ニ該當シ品行方正、身體強健ナル者タルコト

　イ、年齢満十八歳以上三十歳未満ノ者

　ロ、修業後現在居住町村ニ永住見込ノ者

　ハ、生活ニ不安ナク社會的活動可能ノ者

六、養成後ノ任務

　修業後五ケ年以上社會保健婦トシテ該町村内ノ保健指導介護ニ當リ特ニ母性並ニ乳幼兒保護ニ關シ活動スル義務ヲ有スルモノトス

　修業後受驗ノ上看護婦ノ資格ヲ得タル者ハ該町村小學校衛生婦ヲ兼務セシムルコトヲ得、産婆ノ資格ヲ得タル者ハ該町村ニ於テ産婆ヲ開業スルコトヲ得

七、養成中ノ注意

　イ、期間中一定ノ宿舎ニ寄宿スルモノトス

　ロ、舎費トシテ月八圓ヲ納付スルコト（其他ノ費用ハ一切徴収セス）

　ハ、通學ニ要スル制服、月謝、教科書其他材料費ハ一切支給スルモノトス

『千葉縣社會保健婦募集要綱』

一、縣下醫師産婆ノ常置ナキ町村長ハ別紙要綱ニ依リ郡内ノ希望者ヲ調査シ選衡ノ上縣ニ推薦スルコト
二、推薦ニ當リテハ左ノ書類ヲ提出スルコト
　（一）　推薦調書（別紙様式ニ依ル）
　（二）　履歴書
　（三）　戸籍謄本（参通）
　（四）　最終學年ニ於ケル學業成績書（参通）
　（五）　寫真
三、右書類ハ二月末日迄ニ提出スルコト
四、希望者多数アリタル場合ハ縣ニ於テ銓衡スルモノトス
　推薦調書
一、戸籍、現住所、戸主氏名、仝上続柄、氏名、生年月日
二、最終學校名
三、性行
四、特技
五、社會保健婦トシテノ熱意
六、家庭状況　（続柄、氏名、年齢、職業、名誉職、性行等）
七、生活ニ不安ナキヤ（昭和十四年度直接国税　特別税　戸数割　納付額）
八、修業後社會活動可能ナリヤ

(社第443号　昭和15年2月6日付　千葉県学務部長発　関係町村長あて「社会保健婦養成に関する件」より)
　　　　　　（「自昭和11年至昭和16年　社会事業関係文書綴」旧源村役場文書）

＊千葉市郡醫師會附属千葉看護婦學校
　　千葉看護専門学校（2006〔平成18〕年3月閉校）の前身。1922（大正11）年9月修業年限6ヵ月として発足。1929(昭和4)年3月千葉看護学校として県の指定を受ける。修業年限2ヵ年。1933(昭和8)年新築の千葉衛生会館2階に2教室を作る。
＊千葉市加藤産婆學校（加藤助産婦女學校）
　　千葉市通町(現千葉市中央区中央1丁目)に開院していた加藤産科婦人科病院に付設。本科(高女卒)と普通科があった（「千葉新報」昭和19年2月1日）。

要綱の目的は、農山漁村で保健衛生の指導に当たるとともに社会事業方面に活動する婦人の養成で、募集範囲は医師又は産婆が常置していない町村に限定している。

　養成期間は1ヵ年で、社会保健婦として必要な科目は午前中に講義を受け、看護学と助産学は、千葉看護婦学校と加藤助産婦学校に委託生として入学して学ぶ体制であった。午前中の講義が行なわれた場所は千葉市衛生会館（以下衛生会館と略す）で、2階を借り上げていた。

　1年間の学習を終えた後に看護婦や産婆の受験資格が与えられ、看護婦資格を取得した者は小学校衛生婦を兼務することが記されている。

　定員は20名で、月額8円の手当が給与された（県の予算で支給）。

　応募資格は保健婦としての志望が高く、品行方正、身体強健であること、年齢は満18歳以上30歳未満、生活に不安がないこととして税額の提示が求められた。

　卒業後は出身町村で5年以上社会保健婦として活動する義務が課された。

　学歴の規定は「養成要綱」にはないが、「募集要綱」で最終学校名の記載と最終学年に於ける学業成績書の提出を求めている。設置場所や講義科目の記載はない。

　「養成要綱」と「募集要綱」は通知文に添付され送付された。

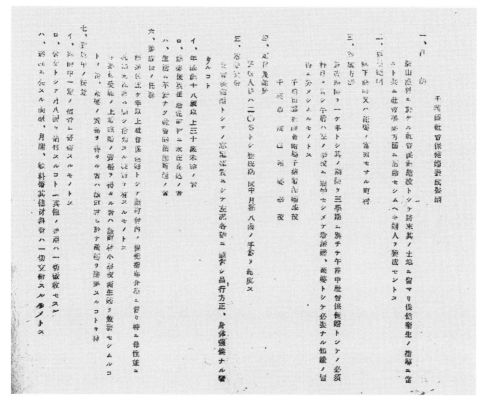

「昭和15年度　千葉県社会保健婦養成要綱」

（2）１９４１（昭和１６）年度から１９４４（昭和１９）年度の要綱

① 1941（昭和16）年度の要綱

養成期間が１年１ヵ月に修正されている。さらに「養成後の処遇」の項目が追加されている。

「養成後ノ処遇」
1　縣ヨリ千葉縣社會保健婦ヲ嘱託ス
2　當該町村ハ可成速ニ國民健康保險組合ヲ設置シ同組合ヲ中心ニ主トシテ活動セシムルコト
3　待遇ハ學歴ニ應シ多少ノ變更アルモ月額三〇圓及三五圓トシ當該町村ノ負擔トス、右ニ對シ縣ヨリ月五圓ヲ補助ス
4　保健婦ノ活動ニ必要ナル費用ハ當該町村ノ負擔トス

これによりこの制度で養成する社会保健婦は、県が採用し県費用で養成し、修業後は嘱託として当該町村に配置するということや、国民健康保険組合を活動の拠点とすることが経費のことも含めてはっきりと示された。

通知文には、「入学者の推薦は、郡内の学校長や方面委員、婦人会長その他と充分協議しておこなうこと」と、前年有資格者の推薦があったためか「養成対象者は看護婦や産婆の資格を持っていない者に限る」ことが付記された。

② 1942（昭和17）年度の要綱

募集範囲に、「医師又ハ産婆ノ常置アルモ諸種ノ事情」という項目が加えられた。その事情として、医師の高齢化や地理的条件で医療機関としての機能が充分に果たせていない町村や国民健康保険組合を設置または設置見込みの町村をあげている。

社会保健婦の設置町村が無医村に限らず、医療の充実を求める地域に広げられたのである。

③ 1943（昭和18）年度の要綱

前年に続き募集範囲に、「乳幼兒死亡率高キ又流早死産多キ町村」が追加された。健康状態の指標が条件として示されたのは始めてである。

依然として看護婦の志望者が多かったためか、有資格者のための講習会を検討していることが当初の通知文に付記された。しかし、１ヵ月後、講習会の開催はまだ決まらないので、本養成の対象者とする旨の通知がされた。

④ 1944（昭和 19）年度

　名称が「千葉縣厚生指導員養成に關する件」に改められている。また通知方法も個別通知ではなく新聞通牒になった。新聞には 2 回登載され、養成定員を大幅に増やすことになったので広く募集に努め、特に指定村などで保健婦の設置を指導されている町村は速やかに適格者を推薦するよう通知している。

3. 養成開始の通知と募集
（1）新聞が大きく報道する

　1940（昭和 15）年 2 月 4 日、社会保健婦養成所開設と募集の記事が新聞に掲載された。養成所開設を告げる記事は、『醫者のない町村へ―社會保健婦を設置―希望者を募って一年間養成』、『無醫町村に―女のお醫者さん』（第 3 章参照）の見出しが示している様に、養成目的は無医・無産婆町村で活動する社会保健婦の養成で、この制度を施行するのは鳥取県や長崎県に次いで全国で 3 番目と紹介している。

　養成期間は 1 年で、応募資格は無医村出身者であること、社会保健婦・看護婦・産婆の知識を学ぶこと、月 8 円の手当が支給されることなどが報じられている。

　翌年に『無醫村に保健婦―然も永住出来る人々を―』（新聞社・発行月日不明）の新聞記事が出されている。社会保健婦養成が行なわれていることを知らせるもので、1 期生が近く養成を終えて出身町村へ配置される予定だが、現在県下には安房、東葛南部を筆頭に九十の無医、無産婆村がありまだまだ社会保健婦は足りない、今年も社会的活動性ある健康女性で村に永住出来る人を選考すると報じている。

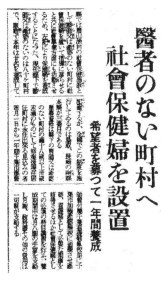

1 期生の募集記事
読売新聞千葉讀賣
昭和 15 年 2 月 4 日

2 期生の募集記事
昭和 16 年初頭の発行と思われる。
（新聞名不明）

（2）県の通知

「社會保健婦養成ニ關スル件」が、昭和15年2月6日社第443号、千葉県学務部長名で関係町村長宛てに通知されている（下記）。社会保健婦養成について、事変下銃後国民の体位向上と人的資源の開発、特に母性と乳幼児保護は極めて喫緊の事項で保護指導に従事する婦人の設置養成を国も推進している。県では昭和15年度の新規事業として社会保健婦養成を行なうことを決めた。養成後は無医又は無産婆町村で活動するということを理解したうえで、地元の実情も考慮して適任者を推薦するように求めている。

社會保健婦養成ニ關スル件

事変下銃後国民ノ体位ノ向上ト人的資源ノ開発特ニ母性及乳幼児ノ擁護確保ハ極メテ喫緊事ニシテ之ガ保護指導ノコトニ従事スル婦人ノ設置養成ニ關シテハ近來中央並地方ヲ通シソノ必要性ヲ強調セラレ政府ニ於テモ極力ガ御助ヲセラレ居候處今般縣ニ於テモ昭和十五年度事業トシテ新ニ別紙養成要綱ニ基キ社會保健婦ノ養成ヲナシ縣下醫師又ハ産婆ナキ町村ニ配置セシムルコトト相成候條充分御了知ノ上貴地方ノ実情ニ鑑ミ斯事業ニ従事スヘキ適任者ノ調査並推薦方ニ關シ格別ノ御配意相煩度此段及御依頼候

迫而該當者有之候ハバ別紙募集要綱ニ依リ二月末日迄ニ御推薦相煩度尚特ニ左記事項調査意相成候條

記
一、推薦スヘキ者二人以上アリタル場合ハ順位ヲ附スルコト
一、現在該當者ナキトキハ其ノ旨回答スルコト

（「自昭和11年至昭和16年 社会事業関係文書綴」 旧源村役場文書）

また、養成に関しての打合せ会も行なっており、同2月末関係町村長宛に、「社會保健婦養成ニ關スル打合會開催ニ關スル件」という文書（資料2）を通知し、社会保健婦の活動や今後のことについて懇談するため、担当者と方面委員の出席を求めている。当日は厚生省社会局派遣の講師による特別講演も組まれていた。

「社会保健婦養成に関する件」の通知文と関係文書は、資料2として掲載した。

(3) 募集の苦労と選考試験

しかし、思うように希望者が集まらなかったのか、推薦締切日を3月15日まで延期している。県社会課の担当者である織田氏は「福祉の夜明け」で、「…募集人員20人をどこから集めるかで協議し、みんなで手別けして出張した。家付の娘さんなら又郷土に定住して働いてもらえるので先ず無医村、又無医地区に目標を定めた。又国保のある村などの役場に伺って話したが、すぐ適任者が見つけられない。困ったあげく先ず家付の娘（長女）を調べ、一人一人見定める。東京におけいこで住込んでいるのもあり、又役場の人の娘さん、助産婦さんの娘さんなど手探りしてようやく20人近くをそろえた。」と語っている。

保健婦という初めての仕事のうえに、将来その土地に留まり活動するという難しさがあったと推測される。織田氏らの努力で1期生の時は29名の志願者があり、2日間にわたる学科試験、技術試験、体力検査が行なわれて18名が合格した。

2期生は、募集に奮闘したが入学者は16人であった。国民健康保険組合が普及し、保健婦の必要性も理解がすすみ説明はしやすくなったが、適任者がなかなか出てこなかったという。必要性は理解できても、志願する側にとってはまだまだ未知の仕事であり、入学の決心がつかなかったのではないかと考える。

3期生の時は、募集範囲が無医村だけでなく、医療体制が整えられていない町村や国民健康保険組合が設置または設置見込みの町村にまで広げられた。

4期生及び5期生になると、戦時下の事情で高等女学校卒業の志願が増えた。

5期生の時は、国の施策を受けて定員を大幅に増やしたこともあり、指定村などで保健婦の設置指導を受けている町村などの例をあげ、大々的な募集を行なった。

1期生の三橋綾子（旧姓　末吉）が入学を決心した時の気持ちを語っている。

> 『私の青春のあった遠い昔ばなし』　無医村に保健をというタイトルの新聞をチラッと見てから一週間位経った或る日、村役場のおひげの旦那（昔私の田舎では役場の吏員、坊さん、お巡りさん、駅長さん等は総べて旦那と呼んだ）が4km位離れた私の家まで、さびた自転車（当時は有線も電話もなかったので連絡がとれない）でふうふう云い乍ら来訪。「目星を付けて来た、実は……」と保健婦養成所行きをしきりにすすめる。最初は私も両親も少々当惑した。いろいろ家族相談の結果、役場の旦那の来訪3回目位いの時「ではよろしくお願いします」と承知の返事をした。やがて試験等があり合格の結果、いよいよ田舎の姉チャンの出番。メイセンの着物に紺の袴をなびかせて近所隣の人達に見送られ、不安と希望？のミックスした気持ちで上葉する。（「福祉の夜明け」p134）

4．過密なカリキュラムと学習環境
（1）校舎
　1期生の入学式は旧千葉県庁新館屋上で行なわれている。校舎については設置場所を記した資料がなく、はっきりとした場所は示すことができない。しかし午前中の講義が行なわれた衛生会館は、2階が千葉看護婦学校であり、この会館が養成所の拠点だったのではないかと考えられる。1943（昭和18）年の新聞記事に次のような記載がある。

> **縣厚生指導員養成所**　農山漁村における厚生指導員を養成するため昭和十五年四月千葉市衛生會館内に開設、既に五十七名の修了生を出し、現在廿八名を養成してゐる。入所者は十七歳から卅歳までの女子で、養成期間は一年一ヶ月、講師は千葉醫大小兒科、産婦人科醫員、縣地方技師等。（讀賣報知　千葉　昭和18年6月13日）

　衛生会館は県庁と同じ区画にあり、その一帯は国や県の行政機関が建ち並び、千葉市役所も近くにある官庁街だった。本町2丁目にある寄宿舎と助産学を学ぶ加藤助産婦学校は、そこから徒歩で15分位の距離にある。

（2）講義科目
　今回の調査では、講義科目や時間数を記した公的な記録を見出すことができなかったが、「福祉の夜明け」に次のように書かれている。

> 　…農村母性乳幼児の保健と予防、発育と乳児栄養や社会衛生の理論と実際（寄生虫予防、水の衛生、衣食住の衛生など）は、千葉医大の先生に出講願った。防疫、結核、精神、性病予防や、栄養改善、衛生法規などは、衛生課の技師の先生が、凡て引受けて下さった。学校衛生もその専門技師に、心理学、生理学、各種看護、保健指導などは、社会課の技師らが、当たることにした。家政、被服改良、農村事情は、それぞれ、専門家に依頼した。この他、社会事業全般や、統計調査、役場事務の予算、体育遊戯レクリエーションなどが挙げられた。夜間は、宿舎において、週一回、マッサージの実技を学ばせた。…

　ここに書かれている講義科目は保健婦としての必要科目であり、これに看護学と助産学の基礎科目が加わり、1年間の社会保健婦養成課程になる。
　島根県の養成所は同様の1年コースの養成形態をとっていたが、授業時間は、1週

間およそ39時間、実習時間600時間を含めて全学期で2,028時間である。

看護婦の資格を持たない生徒が1年間の養成期間で学ぶ内容としては、相当にきつい内容と思われるが、無医村で活動する社会保健婦には助産の知識は身につけておいてほしい、社会保健婦に必要とされる知識も欠けることなく学んでいってほしいとする養成側の強い思いが示された計画である。

社会保健婦養成所が開設された年に発行された「社会保健婦　社会事業パンフレット」（財団法人中央社会事業協会社会事業研究所　S15.6）に社会保健婦に必要な知識として、一般看護婦に必要とされる．医学概論、伝染病予防学、看護学、助産学の知識に加えて下記のような社会科学的社会衛生的知識が必要との提言がされている。社会事業パンフレットには講義時間数や修得に必要な年数は示されていないが、社会保健婦養成所の講義内容はそれらをほぼ網羅している。

1期生の鈴木志津は、「全く盛りだくさんのスピード講習で普通学校の4～5年振りを詰め込んだ心持ちが致します」と語っている。織田氏は、「何しろ1年間に学習出来ることを（無茶なことでしたが）条件に」と振り返っている。

社会保健婦に必要とされる知識

1．経済学　2．法律学（特に社会衛生法規）　3．衛生行政　4．社会学　5．社会政策　6．社会事業（及び関係法規、実際施設）　7．社会調査　8．統計学　9．衛生学—個人衛生・社会衛生（住宅、被服、空気、水などの衛生と廃棄物処理など）・学校衛生・工場衛生・都市衛生・農村衛生　10．優生学　11．栄養学・調理学

　でき得るならば12．教育学—教授法・心理学・知能検査法　13．家庭科学—育児法・料理法・家計簿のつけ方・簿記・珠算・上手な買い物の仕方など
（「社会保健婦　社会事業パンフレット」）

社会保健婦として必要な科目は午前中に（午前8時30分始業）、看護学と助産学の基礎理論は、千葉看護婦学校（午後1時～3時）と加藤助産婦学校（午後4時～6時）で各々の委託生として学んだ。

夏休みといえる期間は7月25日から31日までの1週間だった。

（3）実習

実習は、医療機関での実習、保健所実習、調理実習（千葉医科大学で）、家政学実習（家政女学校で）のほかに見学実習も多く組まれていた。

医療機関実習で確認できたのは、8月に1ヵ月間行なわれた賛育会病院産院実習のみである。それ以外は、9月から3ヵ月間の医療機関実習に入ると、綱島ひでの「日記」に書かれているが、期間や時間数の詳細は不明である。

　保健所実習は1年間の学習が修了した翌年4月に行なわれる計画で、1期生は木更津と松戸の2保健所で、4月14日から30日まで行なっている。新聞でも紹介されているが、受け入れ側の保健所も所長を始め職員が総力をあげて指導にあたった。

　昭和16年の「木更津保健所事業概要」に、「県社会課の依頼に依り、4月15日より5月1日まで（ママ）2週間当所に於いて、社会保健婦養成所生徒9名の実地訓練を行なったが、成績良好であって現在県内の無医村に配置され活躍中である」と実習を行なったことが記載されている。

　さらに、昭和17年の「全国保健婦大会」で木更津保健所の大野保健婦が「農村保健所に於ける保健婦の臨地訓練法」と題して次のようなことを報告している。

　「実習生は保健所と庭続きの社会館に宿泊し日課表により、月水金の午前中は所内相談、午後は所長及び職員の講演及び実習、カードの整理法、火木土は訪問及び巡回相談を行なった。住民と接する中で問診の仕方や保健指導方法、総てのことを統計的にみることの大切さを学び、卒業後の活動に役立て良い指導者になってほしい。農村の保健婦は、山間僻地を徒歩で訪問することも多く、知識や徳だけでなく体力もないと保健婦としての使命を果すことは困難である。」

　　　　　　　　　　　　　　　　　　（「保健婦の活動状況」　日本保健婦協会編　昭和18年）

（4）多彩な講師陣と専任指導員

　社会保健婦養成所の講師には、千葉医科大学の教授や家政学など専門分野の講師が就任している他、県職員がその専門分野を担当している。これら嘱託講師の詳細を示す資料は見いだせなかったが、綱島ひでの「日記」に授業風景が書かれており、一部であるが講師の氏名と担当科目がわかる。多くの講師にとっても社会保健婦の養成は初めてのことだったと思うが、ノートの点検や小テストを度々行なう、夏休みにたくさんの課題を出すなど、講師も試行錯誤していたことがうかがえる。

　ここでは、「日記」から読み取れる範囲で講師名と講義科目を整理した。

　千葉看護婦学校で行なわれた午前の講義は保健婦科目、午後の講義は看護学とし、講師名は「日記」に書かれているまま、講義科目は「日記」の表記を要約した。

保健婦科目の講師
　富金原（小児の疾病・育児）、安藤（育児）、斎藤（社会事業）、三橋（社会事業）
　篠崎（傷痍軍人の保護）、高林（伝染病・育児）、田口（寄生虫予防など）、柳澤

塩田せつ（千葉県農会立家政女学校教諭＊　家政学・実習も含む）
看護学の講師
　　三橋（衛生学）、高橋、渡辺（唱歌）、百瀬、茂木、小幡（体操、助産にも所属か）
加藤助産婦学校の講師
　　加藤義治校長、紀平、市川（看護）、廣瀬（修公）、兼巻（看護）、島
千葉県職員の講師
　　社会課職員：小田島信四郎技師（医師）。担当科目はわからないが実習に頻繁に同
　　　　　　　　行するなど社会保健婦養成にたくさん協力している。
　　　　　　　　蓮尾千万人技師（心理学専攻、心理学・社会事業）
　　衛生課職員：森川規矩技師（栄養士、栄養）「指導用　栄養改善指導概要」著者
　　県立盲学校：加藤先生（マッサージの実地指導）

　専任指導員は、県外視察の時に助言を受けて配置しており、最初に着任したのは、山本テイである。採用のいきさつと専任指導員としての活動について、「福祉の夜明け」に次のように記されている。「…保健婦、看護婦、保姆の資格をもち日本女子大で生江先生の教え子であった事が判り、早速この方を採用するよう御願いして決定した。…（略）…都会育ちで明快、堅実な性格で、若い女子を把握し教育に努められ、卒業生赴任後の現地フォローに又国保の保健施設活動にも即戦力をもって、多大の貢献をして頂きました。」
　山本テイは、1942（昭和17年）から国民健康保健組合連合会の保健指導員となり、社会保健婦のいる村を巡回して実地指導を行なうなど養成と指導に専念したとある。
　県の担当者は織田富男、県社会事業協会の担当者は佐藤猪三郎主事であった。

（5）寄宿舎生活

　寄宿舎は生活訓練の場、自治と協同の気持ちを養う場ともされ、全員が入寮した。舎費として月に8円を納付することになっているが、月額8円が手当として支給されるので相殺される形になる。
　その頃は寄宿舎に向く建物などはなく探すのも大変だったが、本町2丁目の第2小学校裏にある、平山さわの2階家をそっくり借りることができた。平山さわは助産婦

＊千葉県農会立家政女学校：千葉郡蘇我町（現千葉市）に１９２９（昭和4）年1月10日設立。学科修業期間は１ヵ年で、目的は「農村女子の婦徳を涵養し農家の主婦として須要なる智識と技芸とを授け以て農村の発達農民文明の建設者たる中堅女子の養成をなす」としている。「世俗これを花嫁学校と呼び、全国的にその名を知られて居る。」とある。塩田せつは、この女学校の教諭兼舎監。（千葉県教育史　巻五・館史　―家政女学校・農村道場からの発展―）

でもあり舎監に任命された。1～3期生までは全員そこに入寮したが、人数が増えた4期生は2ヵ所、5期生は3ヵ所に分かれている。

　寄宿舎では班を組み年長者が班長に指名され、炊事や掃除が当番制で行なわれた。養成側には、町村長推薦の若い娘さん達を預かるという責任があった。そのための健康管理、特に栄養管理には気を配っていた。しかし戦時下であるその頃の食糧事情の悪さ、食糧調達の困難さは寄宿舎も同様で、生徒が帰省して戻って来る時には食糧を持ち帰っているほどだった。養成側は公平であることに気を配り、調達に努力している、生実学校*の生徒が栽培していた芋は入手できる貴重なものだった。

　生徒間でのちょっとしたすれ違いによる問題もあったようで、そうした時には担当課長が寄宿舎を訪ね激励することもあった。

　日々の生活は、朝早くから当番の仕事をし、1日の授業を終え、戻って夕食を食べてもゆっくりできず、マッサージの講義があったり、予習や復習、試験勉強で、眠りにつくのは明け方になるなどの状況であった。そうした中でも土曜日や日曜日はゲームをしたり、キャンディーを前にして皆で語り合うなど楽しい時も過ごしている。

（6）教科書など

　「養成要綱」には教科書その他一切を支給すると書かれており無料で支給された。1期生の綱島ひでが所有していた教科書類は次のとおりである。

教科書名	著者・発行社・発行年
「産婆學教科書」 　第一巻　豫備編 　第二巻　正常妊娠 　第三巻　正常分娩 　第四巻　正常産褥 　第五巻　異常妊娠 　第六巻　異常分娩 　第七巻　異常産褥	佐久間兼信 東京助産女学校 昭和14・15年発行
「看護學教科書」　上・下巻	井口乗海 文光堂書店　昭和15年発行
「看護學」上・下巻	佐藤邦雄監修 吐鳳堂書店　昭和15年発行
「標準育児講座」 　第一巻　発育・栄養・育児 　第二巻　疾病・治療・看護 　第三巻　救急・保健・便覧	朝日新聞社編 朝日新聞社　昭和15年発行
「社會保健婦　社會事業パンフレット」	中央社会事業協会社会事業研究所 昭和15年発行

---

*生実学校：千葉県が1910（明治43）年千葉郡生実浜野村（現千葉市）に設立した公立感化院。
　生徒を寄宿舎に収容して農業実習を行い、家族制度と寄宿舎制度の中間をめざした。

以下は社会保健婦として活動し始めてから入手したものと思われる。

「指導用　栄養改善指導概要」	森川規矩 千葉印刷　昭和11年発行
「新編　学校衛生関係法規」	田村森次　荷見秋次郎共編 右文館　昭和16年発行
「保健婦読本」	小宮山新一他 協同公社　昭和17年発行

5．卒業

　1年1ヵ月の養成を終えた1期生の卒業式は、1941（昭和16）年5月1日に県会議場で行なわれた。途中で1名が退所しているので18名の卒業生が里見学務部長から卒業証書と辞令を渡され、出身地の村に配属された。

　「福祉の夜明け」には、「…最初から終りまで1ヵ年の養成期間は、短く無理な面がありましたが、彼女らは、全員これを乗りこえて卒業し、それぞれの村に赴任して行きました。関係者一同はよくこんなに成長したものだと感激で一杯でした。学習や相互の心の交りには時代の圧力は何も押しつけられず自由がまだ残されていた。1年という短期間に昼夜勉強しつづけた為か、結核のため倒れたものが続出してあわてた…」など担当者の思いが綴られている。

　当時の新聞が『手に嬉しや卒業證書──巣立ち行く無醫村の光明』、『巣立つ保健婦──九孃が近く無醫村へ』の見出しで、卒業式の様子を出身地と氏名、写真入りで紹介している。無医村での活躍を期待している県民の気持ちと、第1歩を踏み出す1期生の不安と期待が伝ってくる。（第3章参照）

　5月9日に公布された「千葉県社会保健婦規程」は、農山漁村に於ける保健衛生の改善向上並びに社会事業の振興を図るために、知事が定める保健地区を設け社会保健婦を設置することを定めた。職務としては、地区の社会保健状態の評価、要保護者や母子への保健指導、一般住民への教育訓練、各種社会施設活動への協力などをあげている。また適当な場所に社会保健婦事務所を置くことも示されている。

　「千葉県社会保健婦執務心得」は、上記の職務遂行のためには隣保相扶の醇風（じゅんぷう）に則り互助共済の精神を以て当ることとしているほか、常に必要な技術や知識の習得錬磨に努めること、社会保健状態の改善向上に関して意見がある時は設置町村長に具陳すること、業務日誌を備えて業務の概要を記載しておき、1年間のまとめを毎年6月末日迄に設置町村長を経て知事に報告することなどが記載されている。

　当時、社会保健婦にとって専任指導員の巡回指導とともに1年間の道しるべとして貴重な物だったと考える。

　社会保健婦を設置する保健地区の区域とその数は、社会保健婦養成所の1期生の場

合は、就職した村と人数がそのまま定められている。

　各年度の卒業生数は、1期生18人、2期生16人、3期生23人、4期生27人、5期生45人である。

6．社会保健婦から厚生指導員へ名称を改める

　県は、1943（昭和18）年に社会保健婦の名称を厚生指導員に改め、同時に「社会保健婦養成所」も「厚生指導員養成所」に改めている。この年は、県社会課が兵事厚生課と改組した年でもある。厚生省が新設された1937（昭和12）年頃から社会事業施策は厚生事業と称されるようになっていた。

　1941（昭和16）年7月の保健婦規則施行を受け、千葉県では1942（昭和17）年1月30日付けで「保健婦規則施行細則」（千葉県令第5号）を公布し、保健婦の免許申請や保健婦試験、遵守事項などを示した。

　社会保健婦養成所の卒業生は全員保健婦試験の受験資格を与えられ、試験合格後に保健婦免許を地方長官から受けた。

　改称について織田氏は、「福祉の夜明け」の中で、保健婦規則が施行されたことで保健婦の資格を持たない者に、保健婦の呼称をつけてはいけないと抗議がきた、当時試験に落ちた者もそのまま働いていたので、厚生指導員に改めざるを得なかったと語っている。また「その時"アレは赤だ"という流言も飛んで一時ギョッとした。社会保健婦が赤の手先だと決めつけたのかどうか知らないが、農村の改革を担う彼女に対して失礼な評言と怒りを覚えた」という出来事について書いている。ことの顛末はわからないが、社会保健婦の存在が知られ始め、病気の予防や健康を守るために活動することの真価が問われ始めたことの現れとも言えよう。

第3章　新聞記事にみる社会保健婦養成の状況

　1940（昭和15）年の新聞は、各地の戦況や戦意高揚を促す記事が紙面の多くを占めているが、そうした中に社会保健婦養成所1期生の記事も掲載されている。

　養成所の開設と募集を告げる記事から始まり、選考試験、4月の入学式、保健所実習、卒業式までを写真や生徒の感想、氏名入りで掲載している。

　ここでは、これらの新聞記事から社会保健婦養成の一連の流れを追ってみる。

　元の記事は古いもので、読み取りが困難な部分もあるが、一緒に掲載をした。

1. 社会保健婦養成所の開設と募集記事

　養成所開設を知らせる記事は、『無醫町村に──女のお醫者さん──縣で養成に乗出す』、『醫者のない町村へ──社會保健婦を設置──希望者を募って一年間養成』の見出しである。

　社会保健婦は無医町村で保健活動を行なうため、保健婦としての学習のほかに産婆や看護婦の資格を取る学習も行なうと説明している。初めて聞く名前でもあり仕事をよくわかってもらうために、産婆や衛生婦、女医さんを例にあげている。

（1）『無醫町村に──女のお醫者さん──縣で養成に乗出す』

（東京日日新聞　千葉・房総（1）・房総（2）の各版　昭和15年2月4日）

　縣では縣下八十ヶ町村に上る無醫町村に、産婆と衛生婦を兼ねた簡易な女のお醫者さんを常置すべく社會保健婦の養成に乗り出し、銃後縣民の保健陣の完璧を期すべく來る四月一日より縣社會事業協會に委嘱、総豫算約八千円（内五千円縣支出）で大々的保健衛生婦の養成募集に着手することになった。

　この簡易な女醫さんは、年齢満十八歳以上卅歳未満の女性で二月末日までに縣下から廣く募集、養成期間を一ヶ年とし、三學期に別け看護婦産婆の資格を與へて各無醫村に派遣するもので、第一期養成中月額八円支給、通學に必要な衣服その他教科書、材料等一切支給するが、農山漁村における社會保健婦としてすでに鳥取、長崎兩縣において着々実績をあげてをり、本縣における社會保健婦養成の前途は注目されてゐる。

(1) 東京日日新聞・千葉、房総の各版
　　昭和15年2月4日

(2) 読売新聞・千葉読売　昭和15年2月4日

(2)『醫者のない町村へ──社會保健婦を設置──希望者を募って一年間養成』
　　　　　　　　　　　　　　（讀賣新聞　千葉讀賣　昭和15年2月4日）

　縣では農山漁村の社會事業保健施設として醫師又は産婆のない町村に社會保健婦を置いて指導に當らせると共に社會事業方面にも活動させるため、左記により保健婦を養成することになった、現在縣下で醫師又は産婆のないのは八十ケ町村で、取敢ず本年は廿名を養成して配置するが、全國でこの制度を施行してゐるのは鳥取、長崎の兩縣本縣が三番目である。

　應募資格は縣下の醫師又は産婆のない町村の満十八歳以上卅歳未満のものにして修業後現在居住町村に永住出来る見込みの者四月一日から一年間千葉市郡醫師會付属千葉看護婦學校並に千葉市加藤産婆學校に通學させ産婆、看護婦として必要な知識を修學させるほか社會保健婦としての必須の科目講習を行ふ、養成期間中は月八圓の手當を支給し月謝、教科書その他の費用は一切縣が支給する。

2．選考試験

　養成所入所の選考試験は、「保健婦の採用試験」と紹介されているが、県が採用し県費で養成し修業後に無医町村に配置するという養成方法なので、このように記しているのだと考えられる。推薦締め切り日が3月15日までに延期されたことにより試験日も延期されたのか、4月間近の3月27日・28日に行なっている。志願者は29名で学科試験や技能試験の他に、体力テストが行なわれた。

（3）『保健婦初の試験──無醫村の娘さんを選ぶ』

　　　　　　　　　　　　　　　（讀賣新聞　千葉讀賣　昭和15年3月28日）

　縣下約八十の無醫村で、醫者の來るまでの應急處置や、醫者にかからなくとも濟むやう村民の衛生知識の向上を圖り保健指導、母性、乳幼兒保護などに從ふ、縣で最初の社會保健婦の選考試驗が廿七日千葉市縣衛生會館で行はれた。

　午前中は學科試驗、技能試驗、午後は體力檢査が行はれたが、保健婦は無醫村から選びその村へ返すといふ選考方針なので志願者廿九名はみな無醫村の娘さんばかり、このうち廿名を選び來月十日頃から千葉市本町二丁目の寄宿舍へ收容、衛生會館內の千葉市千葉郡付屬看護婦學校、加藤産婆學校で約一ケ年教育する。

（3）読売新聞・千葉読売
　　昭和15年3月28日

（４）『保健婦の採用試験』

（東京日日新聞　千葉版　昭和15年3月29日）

　縣社會課の保健婦採用試驗が廿七、八両日縣育會館で行はれた縣下の無醫、無産婆の惠まれない村々に配置されその村の重要な保健施設となるので、學科知能はもとより体が丈夫でなければいけないとあって、廿八日午後縣庁公園廣場で應募者廿九名の体力テストが行はれ、子供のやうなチンチン飛びにモンペ姿やセイラー服の娘さん達汗だくだったが、この内の廿名が採用され醫大、醫師會等で一ケ年間見習ひをやった上、看護婦、産婆の両試驗を受けて実務につくことになる。

（４）東京日日新聞　千葉版　昭和15年3月29日

3．試験結果発表

　発表された試験結果を、合格者18名の出身地と氏名を含め掲載している。あと2名は目下選考中とあるが、この時点で11名は何らかの理由で不合格になっている。

（５）『醫者のない村を救ふ白衣の天使──社會保健婦を決定』

（東京朝日新聞　千葉版　昭和15年4月3日）

　無醫村の悲惨を救はうとして、本年度からはじめることになった社會保健婦について、縣社會課で選考中のところ二日左の十八名が決定した。

　八日午前十一時から入學式を行ふが彼女達は、一年間の講習によって産婆、看護婦としての技術を習得、銃後の女性として活躍することになる。（十八名の出身地・氏名略）外二名目下選考中

> **醫者のない村を救ふ白衣の天使**
> **社會保健婦を決定**
>
> 無醫村の悲慘を救はうとして社會保健婦について縣社會課で銓衡中のところ二日左の十八名が決定した八日午前十一時から入所式を行ふが彼女達は一年間の講習によって産婆、看護婦としての教養を習得銃後の女性として活躍することになる
>
> 市原郡平三村　小柳りき
> 東葛飾郡豐富村　日暮しげ
> 印旛郡船穂村　酒井みつ
> 同永治村　伊藤愛子
> 同宗像村　石井正
> 同阿स村　綱島ひで
> 香取郡西村　高橋玉
> 同東條村　伊藤つね
> 匝瑳郡西村　勝又ハツ
> 同日向村　小川ふみ
> 山武郡千代田村　布澤川茂子
> 長生郡一松村　田邊壽子
> 君津郡金谷村　鈴木しす
> 同中郷村　齋藤キミ
> 夷隅郡總元村　加藤枝子
> 同東村　末吉
> 安房郡丸山村　佐久間ぬい
> 同中川村　安崎みみ
> 外二名目下銓衡中

4．入学式

式は4月8日に旧千葉県庁新館屋上で行なわれた。春風が強く吹く日だったが、追加合格者が1名あり19名の入学者が胸高に袴をむすんで式に臨んだ。

高瀬学務部長は「…この風の様に最後まで強く、正しく、熱烈に、奮励努力し輝しき栄冠を戴くとの自覚の下に只ひたすら勉強し……」と生徒達を激励した。

> （6）『一年後には立派な　わしが村の健康婦──袴も胸高に晴の入所式──』
> （東京朝日新聞　千葉版　昭和15年4月9日）
>
> 鳥取、長崎兩縣に次で、本縣が三番目に始めやうとする社會保健婦は漸く選考を終り、八日縣廳屋上で晴れの入所式が行はれた、醫者のない村から選ばれたうら若い娘さんばかり十九名胸高に袴をむすんで整列高瀬學務部長から懇篤な訓示をきいて千葉市本町二丁目一六五の第二小學校裏の寄宿舎に入ったが、これから一年間午前中は縣衛生會館で講義をきき午後は千葉郡市醫師會經營の看護婦學校と加藤産婆學校で實習を受ける【寫眞は保健婦入所生】

> （7）『保健婦入所式』
> （東京日日新聞　千葉版　昭和15年4月9日）
>
> 本年度から新しい社會施設として縣下の無醫町村へ配置される社會保健婦は、過日縣社會課で選考の上廿名を採用したが、八日午前十一時その入所式

が縣庁新舘屋上で擧行された。この廿名の農村の母達は早速縣醫師會、千葉醫大その他関係施設に委嘱して實務を習得させた後それぞれ各町村に配置される。

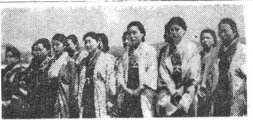

一年後には立派な わしが村の健康婦
袴も胸高に晴の入所式

鳥取、長崎兩縣に次で本縣が三番目に始めやうとする社會保健婦はいよく愈々銓衡を終り八日縣廳屋上で晴れの入所式が行はれた、障者のない村から選ばれたら若い娘さんばかり十九名廳廣に筵をむすんで紫列し高瀬學務部長から懇篤な訓示あいて千葉市本町二丁目一六五

の第二小學校長の寄宿舎に入ったが、これから一年間午前中は縣醫師會で講義をきゝ午後は千葉郡中醫師會經營の看護婦學校と加藤産婆學校で實習を受ける〔寫真は保健婦入所生〕

（6）東京朝日新聞・千葉版　昭和15年4月9日

保健婦入所式　本年度か

ら新しい社會施設として縣下の無醫村に配置される社會保健婦は過日縣社會課で銓衡の上十名を採用したが八日午前十一時その入所式が縣廳新舘屋上で擧行されたこの廿名の農村の母達は早速縣醫師會、千葉醫大その他関係施設に委嘱して實務を習得させた後それぞれ各町村に配置される

（7）東京日日新聞・千葉版　昭和15年4月9日

（8）『保健婦入所式』

（新聞名　年月日　不明）

　縣で最初の試みとして無醫村へ配置する社會保健婦の入所式は、八日午前十一時から縣庁新舘屋上で擧行、宮城遥拝（ようはい）、君が代合唱、黙禱等の後高瀬學務部長の挨拶があり、これに對し入所生代表鈴木しづ（君津郡金谷村）さんの答辞があり、一同市内本町二丁目の寄宿舎へ入所した。合計十九名で向ふ一年一ヶ月市内加藤産婆學校及び千葉醫師會の看護婦學校で養成された上でそれぞれ配置される。

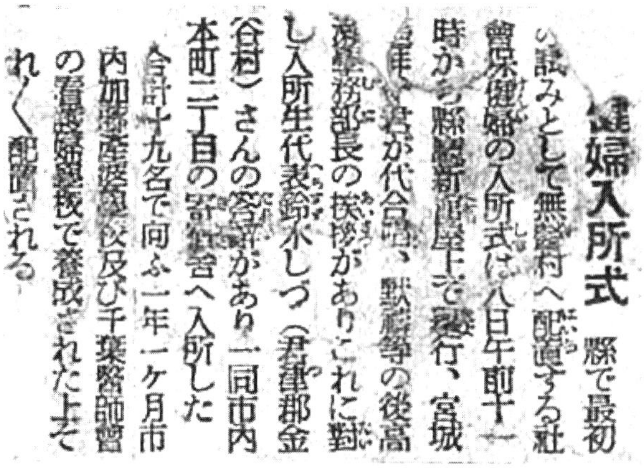

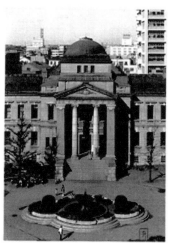

旧千葉県庁正面玄関

（新聞記事・縦書き）

健婦入所式　縣で最初の試みとして無醫村へ配置する社會保健婦の入所式は八日午前十一時から縣腦新廳舎で擧行、宮城書記官が代る合議、獸醫等の後高濱警務部長の挨拶があり、これに對し入所生代表鈴木しづ（君津郡金谷村）さんの答辭があり、一同市内本町二丁目の鮨喜舍へ入所した合計十九名で向ふ一年一ヶ月市内加藤産婆學校及び千葉醫師會の看護婦總枝で養成された上それぐ\配置される。

（8）新聞名発行年月日　不明

5. 保健所実習

保健所実習は9名ずつ2班に分かれ4月14日から30日まで木更津保健所と松戸保健所で行なわれた。紹介する記事は2紙とも木更津保健所の実習風景である。

（9）『無醫村を背負ふ──九女性の醫療實地訓練──』

（東京日日新聞　千葉版　昭和16年4月19日）

醫者のゐない村の保健衛生の向上をはかるため社會保健婦十八名のうち九名は、十四日から木更津保健所で實地につき指導をうけてゐる。保健婦は縣下の無醫村から選抜された廿から廿二三の若い女性ばかりこれまで教科書によって醫療や衛生の知識を養成してゐたが、一通り覺え込んだので實際につき患者の取扱ひ方、乳幼兒の健康相談、急病人の出來た場合の手當方法等々の指導をうけてゐる、本月一ぱいで講習は終わり近くそれぞれの村に歸って村民の健康相談にあづかるが感想をとへば

「私達は無醫村に生まれたものばかりで急病人が出來ても醫者が來るまでは一、二時間を要する有様です。十分助かる命でさへ手遅れのため亡くなる方が少くありません、私達は選ばれて保健婦となるからには出來だけ村のためにつくす覺悟です」と朗かに語ってゐる。實習中の保健婦は（出身地・氏名略）の九名【寫眞は木更津保健所で實習中の保健婦たち】

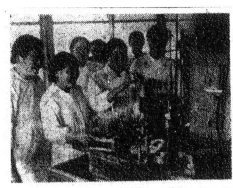

（9）東京日日新聞・千葉版　昭和16年4月19日

（10）『無醫村へ青春捧ぐ　保健婦血のにじむ講習續く
　　──五月からいよいよ任地で活躍──』
　　　　　　　　　　　　　　　　　（新聞名　不明　昭和16年4月19日）

　文化施設に飽満してゐる都會生活者の想像もつかぬ醫者のない村にいよいよ五月から白衣の天使として配置される社會保健婦は、木更津、松戸兩保健所に各九名宛去る十四日から三十日迄の期間で最後の仕上げ講習が行われてゐるが、木更津保健所は所長相良博士が熱心懇切にその指導に努力してゐる。

　社會保健婦は各村から推薦されたもので昨十五年四月から千葉縣醫師會看護婦學會に収容され、看護婦學校及び加藤産婆學校にて本校生と一緒に講習を受け、其間東京本所の賛育會病院其他千葉市内の各主なる産婦人病院並に盲學校にてマッサージを實習する等にて一年一ヶ月の講習訓練を受けた上、兩保健所にて最後の講習を行ひ社會保健婦となるのであり、五月各出身地無醫村に配属されて、一般の保健衛生は勿論育兒看護等につき各家庭を訪問し一面公共團體の活動を分擔するといふので、無醫村の福音として大きな期待がかけられてゐる。木更津保健所に指導訓練を受けてゐる保健婦は九名である。(出身地・氏名略)

　鈴木志津さんは語る：社會保健婦となるのは大體村の推薦ですが私は志願しましただけ一層責任を感じ一生懸命に勉強して居ますが、複雑多方面で克苦心が大事と思ひます兎も角強健な身體が必要條件です。私の弟は二人共征職で第三の弟は負傷回復して再び第一線に働いて居り、妹は村の小學校に奉職して居ります等の事情から私も立派な社會保健婦となって村の為にお盡く

しする覺悟です、がこの一年一ヶ月間の講習は全く盛澤山のスピード講習で普通學校の四、五年振りを詰め込んだ心持が致しますが、眞劍のお陰で自信のついた勉強であったと思って居ります。

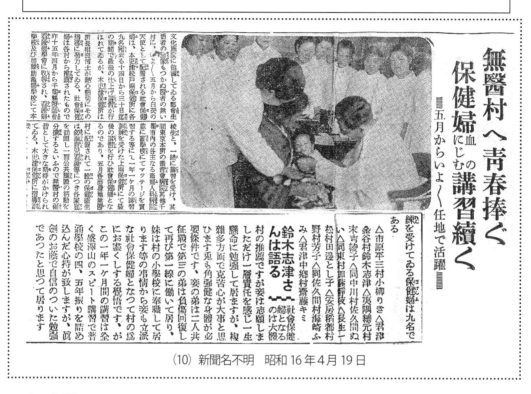

(10) 新聞名不明　昭和16年4月19日

6．卒業

最後は卒業式の記事で、『手に嬉しや卒業證書—巣立ち行く無醫村の光明』、『巣立つ保健婦—九嬢が近く無醫村へ』とある。1941（昭和16）年5月1日に県会議場で卒業式が行なわれ、途中で1名が退所していたため18名の卒業生が里見学務部長から卒業証書と辞令を渡され、「いよいよ保健衛生方面で不安な生活をしている村民の光明となって無医村で活躍する」と紹介されている。

(11)『手に嬉しや卒業證書——巣立ち行く無醫村の光明——』
（新聞名不明　昭和16年5月2日）

保健衛生の万全を期すため、縣社會課が縣下の無醫村並に無産婆町村へ配置する第一回社會保健婦左記十八名は、一ヶ年間縣衛生會館で講習をうけてゐたが、一日午前十時より縣庁縣會議場で卒業式を擧行、里見學務部長から卒業證書と辞令を渡され、いよいよ無醫村に挺身縣民の保健衛生に活躍する。

【寫眞は縣廳で卒業證書を手にした社會保健婦】（氏名・出身地略）

既報＝木更津保健所に相良博士の指導下に仕上げ講習中の社會保健婦九名は、一昨日卅十日講習完了、無醫村に配屬することになったが、同日午後巣立つ第一歩の實習として勇士の子弟を收容する社會館保育園兒童百七十名に對し体重、胸圍、身長等の檢査に奉仕、修練の第一歩に活躍した。

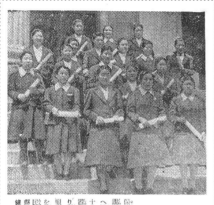

手に嬉しや卒業證書
巣立ち行く　無醫村の光明

(11) 新聞名不明　昭和16年5月2日

---

(12)『巣立つ保健婦——九嬢が近く無醫村へ』
（東京日日新聞　千葉版　昭和16年5月1日）

　無醫、無産婆町村に配置される縣の社會保健婦十八名は、一ケ年に亘る受講の活用について松戸、木更津の両保健所で所長以下職員の指導を受けてゐたが、松戸では卅日資格講習を終了、聖成所長から訓示と激励とがあって退所、一日縣で終了式をあげて歸郷し、保健衛生方面で不安な生活をしてゐる村民の光明となって導く、松戸保健所を巣立つ保健婦は（氏名・出身地略）の九嬢である。

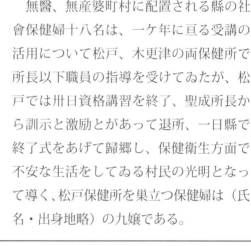

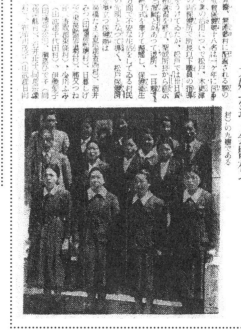

巣立つ保健婦
九嬢が近く無醫村へ

(12) 東京日日新聞・千葉版　昭和16年5月1日

第4章　社会保健婦養成所1期生
——綱島ひでの活動

綱島ひでの経歴

1919(大正8)年10月9日　　千葉県印旛郡阿蘇村(現在の八千代市)に生まれる
1926(大正15)年4月～1932(昭和7)年3月　　村立阿蘇小学校
1932(昭和7)年4月～1935(昭和10)年3月　　村立阿蘇小学校高等科
1937(昭和12)年～1939(昭和14)年　　大妻女子大学通信教育受講
1940(昭和15)年4月～1941(昭和16)年4月　　千葉県社会保健婦養成所
1941(昭和16)年5月～1948(昭和23)年3月　　阿蘇村役場社会保健婦
1948(昭和23)年4月～1952(昭和27)年3月　　阿蘇村立村上小学校養護教諭
　　　　　　　　　　　　　　　　　　　　クラスも担任する。
1952(昭和27)年4月　　鈴木繁氏と結婚し、富津市浜金谷に住む
1954(昭和29)年6月　　長男　誕生
1968(昭和43)年～1980(昭和55)年　　富津市民生委員
2004(平成16)年1月　　84歳で死去

　生家は養蚕業と稲作を行なう大きな農家で、5人弟妹の長女として生まれた。幼少時代からしっかり者で、理解力にもすぐれ行ないも早く、親からも褒められていた。学校の成績も良く模範生だったが、努力家、勉強家で、寸暇を惜しんでは、自分の大きな机の上に本を広げて読書や勉強をしていた。働き者でもあり、真夜中の蚕の世話も厭わなかった。

　父親は厳格で、村で1番躾けが厳しいといわれる家庭に育ち総領の姉と呼ばれたが、弟や妹が叱られたりすると母親と一緒に助けるようなやさしい姉だった。

　社会保健婦養成所が開設されて、無医村の阿蘇村でも適任者探しをはじめたが、その時に村長を始め小学校長、教育委員長、区長全員が真っ先に、ひでを思い浮かべ、阿蘇村の候補者として推薦した。

　選考試験は難なく突破し、これまでの本人の努力と真面目さが発揮できるチャンスだと家族も全面的に協力した。

綱島ひでの足跡

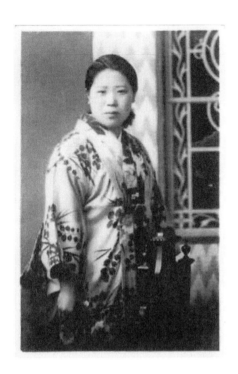

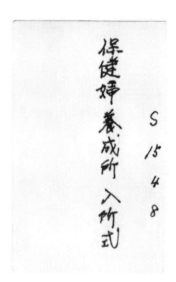

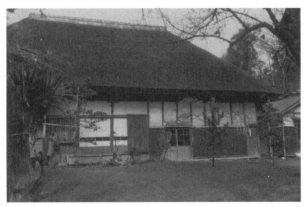

【上段】社会保健婦養成所入学
右は写真の裏書き
1940（S15）年・20歳
【中段】生家
【下段】阿蘇村役場職員時代の身分証明書。官職名は厚生指導と書かれている　1944（S19）年

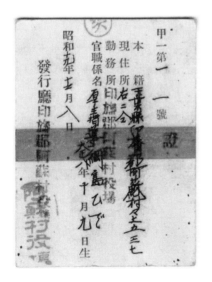

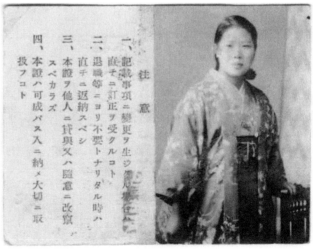

1. 社会保健婦養成所時代

(1) 綱島ひでが受け取った採用通知―入学案内―

綱島ひでは、1940（昭和15）年4月「社会保健婦採用ニ関スル件」という通知文を受け取っている。これは、「合格通知」の文面ではないが、実際には社会保健婦養成の「合格通知」であった。県が無医村からの推薦者を採用し、養成後当該町村に配置する方式のためこの文面になったと考えられる。（第2章参照）

〈採用通知〉

昭和拾五年四月参日

綱島ひで殿

印旛郡阿蘇村長

社会保健婦採用ニ関スル件

標記ノ件ニ関シ本日速達便ヲ以テ本縣ヨリ貴殿ヲ採用ノ旨通牒ニ接シ候条左記注意事項ヲ熟読ノ上出縣セラレ度此段御通知申上候

記

日時　昭和十五年四月八日　午前十一時
場所　千葉縣社会課（縣庁内）
1、和服ノ場合ハ袴着用ノコト
2、當日ハ入學式擧行ノ上直チニ寄宿舎ニ入所スルニ付携帯品ハ豫メ送付シ置クコト
3、寄宿舎所在地
　　千葉市本町二丁目一六五番地
　　千葉縣社会保健婦養成生徒寄宿舎
　　道順＝千葉市第二小學校裏産婆平山さわ方ヲ尋ネルコト
4、携帯品
　イ、寝具一式（蚊帳ハ持参スルニ及バズ）
　ロ、衣服（冬物ハ直チニ持参セザルコト）
　ハ、洗面、化粧、具レ用
　ニ、履物、雨具、座布団、雑巾一枚
　ホ、學習用品
　ヘ、其他身廻品（必要ニ應ジ可成限定スルコト）
　イ、印鑑
　5、本人ノ都合ニ依リ八日以前ニ入舎希望ノモノハ予メ縣ニ通報セラレタシ
右ハ何レモ名札ヲ附シ華美ニ亘ラザルモノタルコト

通知には、採用が決まったので4月8日県に出向くようにと書かれている。当日は入学式を行ない、式の後は寄宿舎へ入所する、和服の場合は袴を着けること、その他寮への道順や携帯品など注意事項が細かく記載されていて、採用通知ということよりは入学・入寮案内のようである。

（2）「社會保健婦日記帳」にみる養成所時代
　　…昭和15年4月から9月まで…
社会保健婦養成所の1期生として入学した綱島ひでの入学式当日の日記には、「…学務部長さんのお言葉に…、朝の日本国を背負って立つ私共の重大な地位と責任を感じ…（略）…精神修養にはいきいきと、にこにこと、そしていそいそとしてあすの準備に」と書かれている。

――4月の状況――
1940（昭和15）年4月、戦時体制に進む時局下で1期生の授業はスタートした。入学式の翌日は加藤助産婦学校へ挨拶に行き、加藤校長から「今はあらゆる方面より非常時局にあり、先ず勉強して実力を養成し、活社会に役立ちて大いに活躍し、子どもの生殖助産をたすけ健康な立派な子を仕立て、大陸に移殖し益々日本の進展を計るべき地位にある故、一層勉学に精進しませう」と激励を受けている。

3日目からは、5時半に起床し朝の仕事を終わらせ、8時には寄宿舎を出て養成所に通う日々が始まった。保健婦・助産婦・看護婦3校分の講義が休みなく夕方まで続く。夕方6時過ぎに寄宿舎に戻り夕食を食べるが、その後すぐに休めるわけではなく、ノートの整理、日記を書く、明日の準備などやらなければならない事がたくさんあり、遠くで鳴る一番鶏の声にびっくりして床に就くという状況であった。

それでも日記には、新鮮な空気、コバルトの空、朝日に輝く桜など外の情景が豊かに書き綴られている。都会の生活は案外静かで清らかな空気だったと書いているが、その頃の千葉市は海辺には海水浴場、郊外には水田や畑地が広がるのどかさがあった。講義は、専門科目が次々に始まり、初めて聞く言葉や漢字がたくさん出てくる、板書や口頭による講義も多く、言葉の習得やノート整理に苦心しているが、生き生きと学んでいる。

家族と離れ沈みがちになる心を奮い立たせながら過ごした4月末、入学後初めて帰省した。習ったばかりのマッサージを母親にしてあげ、気持ち良さそうにいつしか眠り始めた母親の姿を見て、「ああ、この母なればこそ！　どうしてあだに過ごせようか？　命の続く限りやろう」と決心を新たにしている。

また、ほんのりふくらみかけている小さな梨の実を見て、「この木のように今日の自分は昨日の自分と同じであってはならない……」と心を奮い立たせている。

── 5月の状況 ──
　相変わらず新しい科目がどんどん入っているが、どの科目も熱心に聞き、いろいろな場面で多くの事を学び取ろうとする姿勢は変わらない。しかし後半から始まった試験については、「実に学科が多いから努力はするが、1つ暗誦しても他にもある…」と嘆いている。
　池の鯉や公園風景に目を向ける余裕はまだあり、待望の制服が出来上がってきた時には、班の人達と千葉神社に参拝して制服新調の記念撮影をしている。
　陸軍病院の慰問の思い出や海軍記念日のことが書かれており、養成が非常時局下で行なわれていることを忘れさせない。社会保健婦養成は国策としての期待もある。このような状況下、村の推薦で公費による教育を受けている、村や県からの大きな期待を背負っての学生生活は、気の抜けない状況だったと思われる。
　しかしまだまだ青春時代、乙女としての思いもあり、その気持も日記には綴られている。

── 6月の状況 ──
　だいぶ学校生活に慣れてきたようだが、授業や試験も佳境に入ってきた。
　「…予習復習もあるし、いくら勉強してもしても足らぬ、尚一層励もう　希望にもえて！」と自らを励まし勉学に向き合うが、答えが書けず答案用紙を白紙で出した時は落胆している。
　他の学校を借りて行なう実習があり、運針ばりの実習は家政女学校で、調理実習は千葉医科大学小児科の調乳室で行なっている。千葉医科大学では、設備の良さや学ぶべき点がたくさんあったようで「ただ驚きの目を見張った」と書いている。
　17日に、女学校の恩師である小坂先生が、開腹手術を受けるため加藤病院（加藤助産婦学校の開設者）に入院している。会えたことが本当にうれしかったのだろう、胸が一杯になり言葉も出ないくらいといい、その後何度も見舞に行っている。
　「私には申し上げる言葉が出なかった」、「すべて天に任せて念願するのみ」とつぶやいているが、当時の入院や手術がいかに大変で、命がけだったかが伝わってくる。
　6月の日記には、自然の様子や季節の移り変わり、「うら若い青春時代もかくの如に消えゆくのだ……」とか、「過ぎし日の思い出再び返らぬ」などと語る場面や詩歌がたくさん書かれている。そして日々の日記の最後には、必ずと言って良いほど、自

分への励ましの言葉が添えられている。

──7月の状況──
　7月も、「日曜日も、何もかも忘れて試験勉強」というほど試験が続いている。
　そのような中で郊外への施設見学や片道3里（約12km）程の競歩訓練が行なわれている。7月7日は「満州事変三周年の意義深き日で一層緊張の度を増しひたすら努力せねばならぬ」など、色濃くなってきた日中戦争のことも書かれている。
　喜びや落胆、ため息混じりだった試験は、19日が最終日だった。その日は学校から帰ってみんなで、マッサージを行ない、大空に浮かぶ月を久し振りに仰ぎ、キャンデーに舌つづみを打ち、今までの苦しみを慰める時がきたのだ、極楽ってこの事かしらと解放感に浸っている。
　25日は1学期末で、日中は大掃除と帰省の準備、夜は1学期の反省会を兼ねた座談会が行なわれ、課長始め職員も参加している。反省会では、各自に支給された県費を使い過ぎると注意を受けている。
　翌日は、朝5時10分発の電車で帰省の途についている。懐かしの家で過ごす夏休みも、やりかけた洋服を仕立てたり、産婆学の復習をしたり、母の仕事の手伝いをしたりと忙しく過ごしている。夏休みの一番の課題は自転車の練習で、弟や父親に教わりながら練習したが上手に乗れるようにはならなかった。家で過ごしたのは29日までで30日には寄宿舎に戻っている。

──8月の状況──
　賛育会産院での実習に臨んだ月で、食事に出された外米に大豆入りの混飯のことや朝礼のこと、煙突が立ち並ぶ都市の風景などが実習のことと一緒に書かれている。
　実習の初日から、婦長や看護婦の端正な態度や要領を得た説明に圧倒されている。
　最初の実習は乳児院で、ベッドで泣きながら眠ってしまった子、玩具で遊んでいる子、あてもなくどこかを眺めている子などを見て、子どもの接し方を学んでいる。
　家庭訪問実習では、授乳中の児がいる家庭を訪問しているが、訪問看護婦が母親に状態を良く聞きながら丁寧な指導を行なっている様子を見学して、「ああ、私達もこの様にならねば」と指導方法を学んでいる。
　12日からは褥室実習になった。「何も分からぬ褥室、1人で1室に放された」と最初は心細さを感じたが、自分から質問する、看護婦について歩き一緒に説明を聞くことから始めると気持ちを切り替えた。実習が進み山場を迎えた頃、思いもよらない発熱で実習を3日間も休むという事態に見舞われた。

最後の実習は分娩室実習だった。「苦しみもがく極度の陣痛や分娩の様子から、お産の恐ろしさを覚えた」、「しみじみ女の重任を偲びいやになってしまった」と書いているが、初めてお産の場面に立ち会った正直な感想だと思う。ある晩の実習では、仮死状態で生まれてきた児の蘇生場面に立ち会った。その児に対して産婆は、玉の汗をかき頬を赤くしながらいろいろな処置を施し、少しして、児は"はっ"と息をつき始めた。その時には「何度も何度もくり返し、真剣な努力をして、産婆さんの責任は重い、一命を救った」と感銘を受けている。賛育会での実習はいろいろな面でハードな実習だったことが伺える。

　しかし、実習を終えて帰宅の途についた時には、「この一ヵ月の実習は新しきを学び、精神的、学術的に向上した」と充実感を滲ませている。

──9月の状況──

　2学期が始まり、教室の席が成績順となった。

　始業式を終えて心を引き締めると同時に出来の悪かった自分を恥じているが、入学以来休みは殆どなく、賛育会産院実習も終えたばかりの時である。

　3日から、3ヵ月間に渡る病院実習が始まったことが書かれている、「大切な3ヵ月、心の何物をも清算してより強くより高く生けるように」と祈っている。

　最初の実習場所は個人病院で、初日から結核性胸膜炎で余命わずかの子の診察場面に遭遇している。浣腸や体重測定、処置介助を行なう、病気の話を聞く、黄疸の子、気管の悪い子、消化不良の子、発育の悪い子などが先生の診察や処置を受けて、日に日に良くなり喜び、先生に感謝する様子を見学している。精神的、学術的に向上し喜び満ちて。親切な教えを受け充実したものだったと書いている。

　2ヵ所目の病院は、「なかなか思うように見学も実習も出来ない、今日も又沈んで見学のみで診察室の一隅にたたずむ心況は気が抜けるばかり」と、学びたいのに学べないもどかしさを書いている。いろいろと工夫を試みているが、思うような学びにつながらなかったようだ。

　試験も相変わらず続いていて、良心をとがめながらも勤務を欠勤して勉強をしたり、「寄宿舎でも悲観の絶頂、心中ひそかに泣く出来事が起こる」と大変な月だったようだが、「巡る日と共に向上しゆかねばならぬ我等の時代、強く生きやう！」と決意もしている。

2. 社会保健婦としての活動 …昭和16年5月〜昭和23年3月…

1年1ヵ月の学習を終えた1941（昭和16）年5月に、出身地の阿蘇村（現在の八千代市で市の北東部に位置する）に就職した。

村は世帯数570を数え、当時は印旛郡下でも大村と言われ、その8割が純農家で後は商人が占め、純朴な農村であった。

当時は無医村で産婆も居らず、国民健康保健組合の施設もなく、保健婦という名も知られていなかった。この村で、1948（昭和23）年3月までのおよそ7年間保健婦として活動した。本人の元に残されていた新聞記事では、「表面的には穏やかに見えるが内に秘めた強さがうかがえる、多くの事を進めて来た女性と誰がみるだろうか」と評されているが、その活動を追ってみると次のとおりである。

（1）保健婦業務従事届

1941（昭和16）年7月に「保健婦規則」が公布された。ひでは保健婦業務従事届を、附則第四項によりとして同年10月付で千葉県知事宛に提出している。

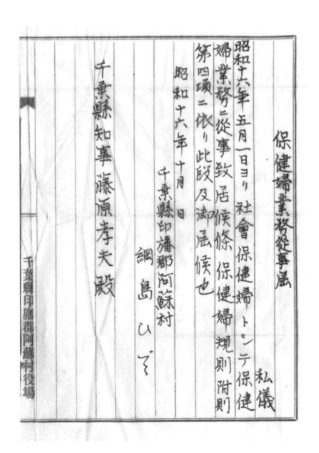

保健婦業務従事届

私儀
昭和十六年五月一日ヨリ社會保健婦トシテ保健婦業務ニ従事致居候條保健婦規則附則第四項ニ依リ此段及御届候也
昭和十六年十月　日
千葉縣印旛郡阿蘇村
綱島ひで
千葉縣知事藤原孝夫殿

(2) 昭和18年 久邇宮妃知子女王殿下御前で体験発表

　1943（昭和18）年6月、久邇宮妃知子女王殿下が厚生指導員養成所を視察している。その時に、就職して3年目の第1期生3人が「農村における母乳と乳幼児の保護対策」という題で体験発表をしている。その1人に選ばれ、授乳中でも乳幼児を年寄や子どもに任せて重い荷物を背負って1日中働かなければならない母親の実態を語っている。

『御前で體験を発表──三厚生指導員の感激』

(讀売報知　千葉版　昭和18年6月13日)

──綱島ひで(二五歳)さんの体験発表──　私の村では、一昨年の水害以来農家の多くが蔬菜を栽培、授乳婦人達がこれを背負つて一里余もある道を行商します、そのため乳幼兒は年寄や子供委せとなり、最近の乳幼兒躰力検査の結果は注意を要するものが廿二パーセントに上つてゐます、私はこの家庭を訪問して行商をやめるよう相談してゐますが、経済的な関係ではかばかしくなく取敢へず乳幼兒の保育所を開設するとともに共同炊事を開始しました。私はこれらを強化育成して母性保護の徹底を期するため努力を捧げる決意です。

---

(3) 昭和19年 無病村建設の活動

　無病村建設を目指して活動している様子が「無病村建設に優しき戦士―阿蘇村に活躍の綱島さん」、「無医無産婆村で敢然戦ふ保健婦―今は慈母と慕われる―阿蘇村綱島嬢」(千葉新報　昭和19年1月12日)の見出しで報じられている。

　2年前は保健婦という名さへ知らない人が多く、保険屋さんと間違えられて門前払いされたり、売薬行商人と見なされて苦労しながらも活動を続け、乳幼児死亡率が3年前と比べて8割2分減少、栄養不足等に起因する死産等も年々減少し"無病者村建設"もいま一息のところまで漕ぎつけたことの紹介であった。

　国民健康保健組合が1943（昭和17)年11月に設立され、母性補導委員は26名置かれるなど、保健体制の整備も進められていたが戦いの日々であったことは間違いない。妊婦の家庭訪問は重要で、特に力を入れており、妊娠5ヵ月を過ぎた妊婦から妊褥婦カード（ママ）を母性補導委員経由で受け取った後に訪問し、妊娠の心得や出産準備の保健指導、血圧測定や検尿、診察などを行なっていた。

　活動は妊産婦や乳幼児保護にとどまらず、学童のトラホームを無くすこと、万年床の改善、下水清掃、協同炊事、住民の健康状態調査など多岐にわたっており、年中無休で酷寒炎暑をついて自転車に乗り村内を巡回指導している姿に、山崎村長を始め全村民が慈母と呼んで敬服感謝したと記されている。

『無病村建設に優しき戦士──阿蘇村に活躍の綱島さん』

(朝日新聞　千葉版　昭和19年1月12日)

　印旛郡阿蘇村の無医無産婆村に、自転車を駆って戦ふ銃後県民の保健指導に敢闘している衛生保健婦綱島ひで子さん（二六才）は、今年こそは頑張ってお医者の世話にならぬ増産報國の村を建設し、戦ひを勝ち抜かうと固く決意し妊産婦相談、乳幼兒の保育、衛生思想普及等に身を挺して村内を巡回指導してゐる。同女がここ二箇年間にあげた戦果は偉大で三年前の乳幼兒死亡率に対し昨今では実に八割二分減少、死産なども年々著るしく減少し疾病なども少く、目指す“無病者村建設”もいま一息といふところまで漕ぎつけた、残るのは学童のトラホーム撲滅で、毎朝始業前学校先の役場内にある保健所でたゆまず洗眼治療を続けてゐるなど、眞剣なその姿に全村民は感激してゐる。

　綱島さん談：二年前は保健婦といふ名さへ知らない人が多かつた。最初は保險屋さんと間違へられて門前佛いを食つたことや、賣薬行商人と見做されて散々に苦労したものです。その頃のことを思ひ浮かべると、よくもこれまでに漕ぎつけ得たと自分ながら感心をし更に任務の一層重大なことを感じてゐます。身はたとへ粉になつても無病者村建設を期したいと念願してゐます。幸ひにも努力の結果産婆の免許を得ることが出来たので嬉しく思つてゐます。

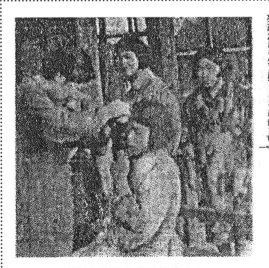

学童の洗眼をする綱島さん

(4) 昭和21年　愛育村訪問記

　『切り拓いた茨の道』というタイトルで、人柄も含めて5年間の活動が紹介されている。仕事の手始めとして行なった基礎調査、苦手な自転車で始めた乳児の家庭訪問、農閑期を利用した婦人科医や産婆による検診、母性補導委員や女子青年団も加わった協力組織のこと、愛育村の指定、季節保育所の開設に尽力したこと、母親学級の開設、村の住民や婦人達に注射をしたり薬を渡したりしたことなどである。着実に成果をあげている様子が語られているが、『茨の道』のタイトルも理解できる。

==

『愛育村訪問記─切り拓いた茨の道を─綱島さんに訊く　印旛阿蘇村』（特集記事）
　　　　　　　　　　　　　　　　　　　（日本農業新聞　昭和21年9月1日）

一 人 で 行 つ た 道

　青一色の田と畑を挟んで街道は長々と京成大和田驛の踏切を越えて阿蘇村迄延びる、白く乾いた道の端まで埃を被つた南瓜の葉がこぼれてゐる、ここは印旛郡下でも戸数五七〇世帯を数へる大村、その中八割が純農家で後は商人が占める、経営は大体半数以上が中農から零細農といふ、村の人達は大体に純朴、導けば従ふで解つてくれることも速い、同行者の県庁保険課山本女史と國保組合の事務所である役場の一室に落ち着く、村人の大部分が組合加入者であつたら（ママ）この医療機関を利用する人は月に三名から四名、医療費も七百圓から千圓程度に過ぎないと語られる、この村只一人の保健婦綱島ひでさん、純な若さを桃色のブラウスと黒のスカートに包んでこの人の態度は本當に慎ましやかだ誰が昭和十六年の初夏から交通不便な無医村に乳兒の發育の為の家庭訪問や妊産婦の巡回保健指導その他防疫にと痩身を鞭打つように當時未だ認識の足りない保健事業に足掛け五年挺身して来た女性とみるだらうか。

医 療 施 設 な し

　よそ目にさうと最初から押して来るものを持たせないだけにこの人の心中に堆積されている精神の強さと女性らしい眞面目さは誰にも感じられる、保健事業の地味な務めに今日を作られた綱島さんに今迄を顧みて戴かう二坪足らずの部屋の窓からは入れ替り立ち替り赫顔のお百姓さんや小母さん達が注射をやつて貰ひに或ひは薬を取りに来たりして聲をかける、この村出身である綱島さんが五年前の五月に帰村した時は医者も産婆も保健組合の施設もなかつた仕事の手始めとして基礎調査を行なうと死産胎

兒や乳幼兒の死亡が高かつた。

徒歩と自轉車で

おまけに夏は下痢症状、冬は感冒から肺炎等の罹患患者が多く新任者の前途は早くも澤山な宿題が豫定されてゐた。五月の末ごろから乳兒の家庭訪問が行なわれた、冬期は泥濘で足場の悪い場所柄季節はよくとも遠距離の家庭訪問は徒歩と自轉車で敢行された、それぞれの家庭生活と環境によつて乳兒の榮養と順調な發育を念願に綱島さんの仕事は続けられた、くびれそうな細い首を持つて榮養不良の青白い赤ん坊を小さい子供の背中にくくりつけて構つてゐられない農家のお母さん達に、ひたすらに赤ん坊の健康を祈つて人工榮養兒の乳の與え方や、離乳期の注意等、そして健康の唯一の基となる体重調査等その努力は適切だつた、計量器には農家の竿量りを利用したし乳の薄め方や離乳の食事法等何度も失敗し乍ら三年目にはどうやら保健といふものに關心を持ち、ある程度の知識を持つお母さん達が増えて來た、然し出産を控へて妊婦の衛生指導には未だ徹底出来ないものがあつた、二ケ月に一回程度で寄り集る子安講にお母さん方を摑まへて紙芝居等で啓蒙に務め、十九年の春から妊婦の家庭訪問は始められた農閑期を利用し婦人科医（村に一名）産婆に嘱託し時には役場や國民学校で診察、準備等諸注意が與へられた、各部落には母性保導員がそれぞれ女子青年團を助手として妊娠、出産、發病の場合に迅速な連絡がとれるようになつてゐる、この場合の國保施設としては助産費に五圓、保育費として生後半ケ年まで毎月五圓を國保組合から被保險者に差上げているといふ。

母親学級の開設

衛生材料の不足は何拠も同じだが簡単な灰袋の作り方等を指導して喜こばれてゐるとか、そして遠い道を集つてくるお母さんや若い人達に余裕の出た時には石鹸とかガーゼの配給等を兼ねて保健の徹底を計つてゐるといふお話だつた。二十年の五月に愛育村の指定を受けてからこの村での行事は又増えた、季節保育所、健康診斷そして母親学級の開設をした。

第一回に七十四人

そして母親学級はもう三回も開き毎回熱心に足を運ぶ人達もある。参集者は第一回

で七十四人もあり、家政、育兒看護、教養等について、生徒のゐない学校の一室は年に六回かうしたお母さん方に開放されてゐる、八月十九日本年初の学級は村國民学校で二時頃から始められようとして赤ん坊を背中や膝に抱えたお母さんや机の間をちよこちよこ歩きする子供達の賑やかさが見られる「定刻が守られないのが一番困ります」今日の主催者である綱島さんが心許ないやうな瞳だ。

気楽に來られる日

しかし誰それが行かないから姑や舅の手前もあるしといふ家庭の古い義理合ひにはさまれて自分のためにより子供のために出かける必要を止めねばならない事の多い農家の主婦達が子の支度やら着替や子供の手世話をやいて日盛りを通じて遠い会場まで集つて来るその気持を考へれば時間にばかり關はつてゐられない思ひである、お母さん達が、とみかうみ（ママ）する気遣ひを忘れて三々五々連れ立つて気楽に出て来られる日は何時の事か、折角教室に落着いた時はがつかりして肝腎なお話の時に眠くなつたとかぼんやりして了つたとかお母さんの疲労はせめてこの講習時間だけでも忘れさせたいものである。

早く早くと祈る

四十五名のトラホーム学童を三年越しで七名までに減らしたといふこの保健婦さんの誠が一人でも多くのお母さん方に通じ患者発生と聞いてとんでもない日に豫防注射を頼みに来たりする小父さん達の心に解つて貰へる日の早く早くと祈り乍ら帰路についた。

===

（5）保健婦表彰

　これらの活動が評価されて、1946（昭和21）年に千葉県国民健康保険組合連合会から保健婦表彰、翌1947（昭和22）年に朝日厚生事業団から優良保健婦表彰を受けている。

① 1946年　千葉県国民健康保険組合連合会保健婦表彰

> 『縣健康保險婦大會』
>
> （朝日新聞　昭和21年8月1日）
>
> 　千葉県國民健康保險組合連合会では國保における保健婦の活動の充実強化を図るため八月二日午前九時から市役所で組合保險婦人大会を開催満五年以上勤續の綱島ひでさん外三名を表彰次いで厚生省荒木保險課長の特別講演があり午後から懇談会を開く

② 1947年　優良保健婦表彰

> 『優良保健婦二名表彰』
>
> （朝日新聞　昭和22年8月10日）
>
> 【小田原発】本社厚生事業団主催関東甲信越地方保健婦大会は今十日箱根湯本、三昧荘で開催、優良保健婦として表彰される本県関係者は次の通り
> 　　　△　辰野千代（二九）＝市川保健所
> 　　　△　綱島ひで（二九）＝印旛郡阿蘇村國保組合

付：卒業後の社会保健婦養成所1期生

＝木更津保健所体験発表会＝

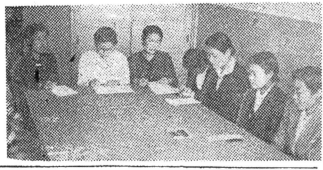

医者と間違えられ過労──無医村の保健婦が尊い体験──

(昭和16年6月3日　新聞名不明)

　木更津健康所では4昨末巣立ち君津、安房、市原、夷隅、長生5郡の無医村に活躍する社会保健婦の1ヶ月の体験発表会を31日開いた。

　鈴木しず（君津金谷）斎藤キミ（同中郷）安崎ふみ（安房佐久間）野村好子（同稲都）末吉綾子（夷隅総本）加藤静枝（同東）小柳りき（市原平三）田邊寿子（長生一松）8名出席。

　その活躍ふりは、帰還勇士のマラリヤ療法指導、2名惨死の現場で応急処置、伝染病消毒、国民校児童のしらみ退治等々全く驚異的である。しかしその上一般村民は医師とはき違え夜中起したり手当てを強いたり早くも過労となっているので、"村保健知識指導"の本来の使命を各自が村民に徹底させることになった。【写真はその発表会】

=末吉綾子さん（夷隅郡総元村）=

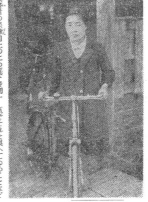

慣習と闘った一年──社会保健婦末吉さんの報告書──

（読売新聞　昭和17年4月26日）

　無医村の保健向上のため県下最初の社会保健婦18名が配置についてからもう1年になる。第2回生16名も今月末卒業して5月早々配置され、また第3回生21名は去る8日養成所に入所したが、これは山村夷隅郡総元村に働く第1回生末吉綾子（21）さんが過去1年の体験を綴った報告書である。

　配置になってから丁度1ヵ年この頃になってやっと家庭訪問の要領が掴めるようになった。私達が配置になった当初は付近の医師、産婆さんから邪魔者が来たと白眼視されたお友達も大部あった。乳児は70名ほどあり1ヵ月10日及至14、15日を家庭訪問に費やし、他は役場で衛生関係の事務を執っている。

　色々注意してもその場限りで離乳期が3、4歳にまで延びていることは子供のため是非改めてほしい。また哺乳器が汚れていたり飲まし残りの牛乳があっても平気でそれを与えていることなども余りに無関心過ぎると思われる。自分の注意をよく守って下さって健康をとり戻した時は親御さんよりも嬉しい。

　今までは大体乳児の保護についてでしたが、今年は妊産婦から一般の保護衛生へと仕事の範囲を進めて行くことにした。習慣を遵守する農村では私達の思う万分の一の仕事も出来ない、気を永くジックリと構えて追々に改めて行って貰う心算です。【写真は自転車で出かける末吉さん】

＝斎藤きみさん（君津郡中郷村）＝

今は村の救ひ主──当初は保険外交員と感違ひ──保健婦・悲喜の一年

（朝日新聞　千葉版　昭和17年5月24日）

　県立木更津保健所で30日保健婦17名の体験発表会を開催する。新しい社会施設としての使命を持ち1年間の村の天使としての敢闘記録につき、昨年5月1日木更津保健所の臨地訓練から同郡中郷村健康保険組合に配置された斎藤きみさん（20）は次の如く語っていた。

　組合員508世帯、被保険者3,313人全村民が加入しています。昨年5月赴任いたしまして先ず乳幼児の保護訪問と学童のトラホーム、結膜炎の絶滅に抱負を持ち初めました。しかし村の人々は理解なく保健婦と生命保険屋さんと間違え泣き出し度いようなこともありました。

　部落から部落へ1里以上2里もあるので毎日自転車で訪問しました。私の希望は県下の平均より高い村の乳幼児死亡率の減少にありました。初めは理解のなかった村の人々も、妊産婦の届出制と配給の特設、乳幼児用の砂糖ミルクその他の特配等が保健上欠くべからざるものと、同時に病気を癒す考えから病気にかからないといふ真剣な実情は当初の生命保険屋さんが今、村の街道を歩いても呼び込まれて子供の病気の相談を受けその存在を認められて参りました。

　14、15両年の死亡率から比べる時は、16年度は断然減少しています。病人はお医者に、病人にならぬためには保健婦に相談しましょうと、隣組常会でも利用してくれています。託児所と共炊所の栄養改善等農繁期また私共の活躍期であります。村から村に保健婦の常置は絶対必要であり今後の使命が重大だと存じます。

資　料　編

資料1　昭和初期の千葉県の状況

資料2　千葉県社会保健婦養成要綱など関係文書

資料3　千葉県社会保健婦規程

資料4　千葉県立保健婦養成所開設

資料5　千葉県保健婦協会と房総健婦会

資料1　昭和初期の千葉県の状況

1．人口・世帯数・医療関係者の状況

表1　人口・世帯数・医療関係者数

年	人口	世帯数	医師数	医師1人に対する人口	産婆数	産婆1人に対する出産児	看護婦数	保健婦数	市町村数
1926年(S元)	1,399,257	270,796	968	1,431	693	72.9	553	―	1市82町265村
1927年(S2)			966	1,413	738	68.5	418	―	
1928年(S3)			933	1,464	789	64.1	529	―	
1929年(S4)			935	1,472	839	60.2	547	―	
1930年(S5)	1,470,121	279,746	983	1,469	914	58.6	564	―	1市87町260村
1931年(S6)			1,004	1,427	981	57.8	632	―	
1932年(S7)			1,047	1,361	1,059	52.7	715	―	
1933年(S8)			1,146	1,238	1,119	44.2	814	―	
1934年(S9)			1,192	1,377	1,158	41.3	989	―	
1935年(S10)	1,546,394	292,254	1,219	1,220	1,176	43.9	1,001	―	3市83町252村
1936年(S11)			1,299	1,142	1,121	39.4	1,167	―	
1937年(S12)			1,306	1,153	1,071	43.3	1,341	―	
1938年(S13)			1,244	1,187	1,151	44.2	1,277	―	
1939年(S14)			1,256	1,207	1,159	38.8	1,447	―	
1940年(S15)	1,588,425	302,116	1,233	1,217	998	51.3	1,746	―	5市82町234村
1945年(S20)	1,966,862	369,982							7市81町226村
1950年(S25)	2,139,037	407,609	2,227		1350		1527	214	8市80町222村

＊ 医療関係者と市町村数 1926(S元)年〜1940年(S15)の数値は、「千葉県統計書」による。
1945(S20)年と1950(S25)年の数値は、「千葉県統計年鑑・S27年版」による。

＊ 人口と世帯数は国政(人口)調査の数値。「千葉県統計年鑑」より。

＊ 1945(S20)年の医療関係者数の資料は見つけることが出来なかった。

表2　昭和14年12月末　市町村別医師数及び産婆数

市郡名	医師数（女医数）	医師1人に対する人口	産婆数	産婆1人に対する出産数	市町村数（昭和15年末）
千葉市	349(15)	259	104	14.4	1市
銚子市	42(2)	1,495	38	44	1市
市川市	89(10)	539	54	11.3	1市
船橋市	55(6)	782	48	18.9	1市
館山市	33(2)	914	30	19.4	1市
安房郡	73(1)	2,156	99	38.3	11町28村
夷隅郡	60(0)	1,583	51	53.6	7町15村
君津郡	63(3)	2,180	90	45.7	8町29村
長生郡	61(6)	1,376	72	39.8	5町21村
山武郡	62(4)	1,994	94	41.3	9町23村
市原郡	44(0)	1,714	38	67.1	5町16村
千葉郡	27(2)	2,276	44	43.3	5町8村
東葛飾郡	96(6)	1,745	134	38.5	11町19村
印旛郡	76(7)	1,822	119	35.5	9町21村
香取郡	78(4)	1,890	83	60.2	9町32村
海上郡	20(1)	2,181	26	61.6	2町9村
匝瑳郡	28(3)	1,529	35	43.6	1町13村
計	1,256(72)	1,207	1,159	38.8	5市82町234村

＊ 医師数・産婆数は昭和14年「千葉県統計書」による。

＊ 市町村数は昭和15年「千葉県統計書」による。

2．乳児死亡の概況

表3 出生及び乳児死亡

年	出生児	死産児（再掲）	生後死亡児	出産百に付死産及死亡児	乳児死亡率(1934年以降は出生千対の率)	
					全国	千葉県
1926年(S元)	54,462	3,079	4,164	13.3	13.7	16
1927年(S2)	53,218	2,579	4,042	12.4	14.2	16
1928年(S3)	54,984	2,616	4,336	12.6	13.8	17.2
1929年(S4)	53,431	2,440	4,337	12.6	14.2	16.9
1930年(S5)	53,932	2,495	4,126	12.3	12.4	15.4
1931年(S6)	55,990	2,583	3,962	11.6	13.2	15.1
1932年(S7)	54,517	2,434	3,774	11.3	11.8	14.4
1933年(S8)	54,973	2,299	4,144	11.7	12.1	14.2
1934年(S9)	53,388	2,501	4,082	12.3	124.8	138.1
1935年(S10)	55,924	2,261	3,395	10.1	106.7	131.1
1936年(S11)	53,680	2,153	3,306	10.1	116.7	130.1
1937年(S12)	56,001	2,080	3,606	10.2	105.8	126.2
1938年(S13)	50,270	1,799	2,726	9	114.4	141
1939年(S14)	48,560	1,568	2,591	9.2	106.2	126.7
1940年(S15)	48,560	1,568	2,589	8.8	90	108.8

＊ 出生児・死産児・死亡児数・出生百に付死産及死亡児は、昭和5年、10年、15年「千葉県統計書」による。

＊ 生後死亡児は、大正年間の「千葉県統計書」には3ヵ月以内との但し書きがある。

＊ 乳児死亡率の数値は、「人口動態統計記述編」内閣統計局(国立国会図書館デジタルコレクション)による。

資料2　千葉県社会保健婦養成要綱など関係文書

　千葉県社会保健婦養成に関する通知文と養成要綱、募集要綱を年度別に掲載する。1940（昭和15）年度から1943（昭和18）年度までの文書は、旧源村役場の文書として残されていたものから収集した。（「旧源村役場文書」掲載許可番号　27-1）1944（昭和19）年度の通知は「千葉新報」千葉県庁欄に掲載されたものである。

１９４０（昭和１５）年度

1. 社会保健婦養成に関する件
（１）社第四四三號、昭和十五年二月六日付、千葉縣學務部長名　関係町村長あての文書
社會保健婦養成ニ關スル件

　事變下銃後国民ノ体位ノ向上ト人的資源ノ開発特ニ母性及乳幼兒ノ擁護確保ハ極メテ喫緊事ニシテ之ガ保護指導ノコトニ従事スル婦人ノ設置養成ニ關シテハ近來中央並地方ヲ通シソノ必要性ヲ強調セラレ政府ニ於テモ極力是ガ援助ヲセラレ居候處今般縣ニ於テモ昭和十五年度事業トシテ新ニ別紙養成要綱ニ基キ社會保健婦ノ養成ヲナシ縣下醫師又ハ産婆ナキ町村ニ配置セシムルコトト相成候條充分御了知ノ上貴地方ノ実情ニ鑑ミ斯事業ニ従事スヘキ適任者ノ調査並推薦方ニ關シ格別ノ御配意相煩度此段及御依頼候

　迫而該當者有之候ハバ別紙募集要綱ニ依リ二月末日迄ニ御推薦相煩度尚特ニ左記事項御留意相成候條

記

一、推薦スヘキ者二人以上アリタル場合ハ順位ヲ附スルコト
二、現在該當者ナキトキハ其ノ旨回答スルコト

千葉縣社會保健婦養成要綱

一、目的
　　農山漁村ニ於ケル社會保健施設トシテ将來其ノ土地ニ留マリ保健衛生ノ指導ニ當ルト共ニ社會事業方面ニ活動セシムヘキ婦人ヲ養成セントス
二、募集範囲
　　縣下醫師又ハ産婆ノ常置セサル町村
三、養成方法
　　養成期間ヲ一ケ年トシ其ノ期間ヲ三學期ニ別チテ午前中社會保健婦トシテノ必須科目ヲ諒シ午后ハ左ノ學校ニ通學セシメテ看護婦、産婆トシテ必要ナル知識ノ習得

ニ努メシムルモノトス
　　　千葉市郡醫師會附属千葉看護婦學校
　　　千葉市加藤産婆學校
四、定員及給與
　　養成人員ハ二〇名トシ養成期間中　月額八圓ノ手當ヲ給與ス
五、應募資格
　　社會保健婦トシテノ志望確實ニシテ左記各號ニ該當シ品行方正、身體強健ナル者タルコト
　　イ、年齡滿十八歲以上三十歲未滿ノ者
　　ロ、修業後現在居住町村ニ永住見込ノ者
　　ハ、生活ニ不安ナク社會的活動可能ノ者
六、養成後ノ任務
　　修業後五ケ年以上社會保健婦トシテ該町村内ノ保健指導介護ニ當リ特ニ母性並ニ乳幼兒保護ニ關シ活動スル義務ヲ有スルモノトス
　　修業後受驗ノ上看護婦ノ資格ヲ得タル者ハ該町村小學校衛生婦ヲ兼務セシムルコトヲ得、産婆ノ資格ヲ得タル者ハ該町村ニ於テ産婆ヲ開業スルコトヲ得
七、養成中ノ注意
　　イ、期間中一定ノ宿舍ニ寄宿スルモノトス
　　ロ、舍費トシテ月八圓ヲ納付スルコト（其他ノ費用ハ一切徵收セス）
　　ハ、通學ニ要スル制服、月謝、教科書其他材料費ハ一切支給スルモノトス

千葉縣社會保健婦募集要綱

一、縣下　醫師　産婆ノ常置ナキ町村長ハ別紙要綱ニ依リ郡内ノ希望者ヲ調査シ銓衡ノ上縣ニ推薦スルコト
二、推薦ニ當リテハ左ノ書類ヲ提出スルコト
　（一）推薦調書（別紙樣式ニ依ル）
　（二）履歷書
　（三）戶籍謄本（參通）
　（四）最終學年ニ於ケル學業成績書（參通）
　（五）寫眞
三、右書類ハ二月末日迄ニ提出スルコト
四、希望者多數アリタル場合ハ縣ニ於テ銓衡スルモノトス

推薦調書
一、戸籍、現住所、戸主氏名、仝上続柄、氏名、生年月日
二、最終學校名
三、性行
四、特技
五、社會保健婦トシテノ熱意
六、家庭状況 （続柄、氏名、年齢、職業、名誉職、性行等）
七、生活ニ不安ナキヤ（昭和十四年度直接国税　特別税　戸数割　納付額）
八、修業後社會活動可能ナリヤ
　　　　（『自昭和11年至昭和16年　社会事業関係文書綴』旧源村役場文書　千葉県文書館保管）

（２）社第七八三號、昭和十五年三月五日付、千葉縣學務部長名　関係町村長あての文書

　　　　　　　　　社會保健婦養成ニ關スル件
　曩ニ推薦方依頼致置候標記ノ件ニ關シ之ガ推薦締切期日ハ都合ニ依リ三月十五日ニ延期候御了知ノ上該當者有之候ハバ至急御推薦相煩度及御依頼候
　　　　（『自昭和11年至昭和16年　社会事業関係文書綴』旧源村役場文書　千葉県文書館保管）

２．社会保健婦養成に関する打合会開催に関する件
（１）昭和十五年二月二十六日付、千葉縣學務部長名　関係町村長あての文書

　　　　　　　社會保健婦養成ニ關スル打合會開催ニ關スル件
標記ノ件ニ關シテハ曩ニ適任者推薦方御依頼申上置候處尚之ガ活動並今後ノ方針等ニ付種々御懇談申上度候ニ就テハ左記ニ依リ標記打合會開催可致候條主任係員並方面委員各一名宛出席セシメラレ度此段及依頼候
　　　　　　　　　　　　　　　　　　　記
時　日　三月四日　午前十時半
會　場　千葉市　日赤會館
特別講演　厚生省社會局派遣講師
　　　　（『自昭和11年至昭和16年　社会事業関係文書綴』旧源村役場文書　千葉県文書館保管）

(2) 戊第五〇號、昭和十五年三月一日付、源村長並木一郎名　方面委員今井總明あての文書

社會保健婦養成ニ關スル打合會開催ノ件

本縣學務部長ヨリ左記通牒有之■ニ付御出席相成度此段及移牒候也
記
　標記ノ件ニ關シテハ曩ニ適任者推薦方御依賴申上置候處尚之ガ活動並今後ノ方針等ニ付種々御懇談申上度候ニ就テハ左記ニ依リ標記打合會開催可致候條主任係員並方面委員各一名宛出席セシメラレ度此段及依賴候
記
時　　日　　三月四日　午前十時半、會場　　千葉市　日赤會館
特別講演　　厚生省社會局派遣講師
以上

（『自昭和11年至昭和16年　社会事業関係文書綴』旧源村役場文書　千葉県文書館保管）

１９４１（昭和１６）年度

1．社会保健婦養成に関する件
（1）社第一九七號、昭和十六年一月三一日付、千葉縣學務部長名　源村長あての文書

社會保健婦養成ニ關スル件

　銃後農山漁村ニ於ケル社會保健施設トシテ近來國家的見地ヨリ頓ニ社會保健婦ノ活動ニ關シ多大ノ期待ヲ寄セラレ強ク之ガ設置普及ヲ要望セラレ來リタルニ付テハ昭和十五年度ヨリ縣ニ於テモ社會保健婦ノ養成ニ着手シ第一回生十八名ヲ目下銳意養成中ニシテ昭和十六年度ニ於テモ同樣別紙要綱ニ依リ養成致スコトト相成候處貴町村ハ現在醫師又ハ産婆常置セス緊急之ガ設置ヲ必要ト被認候條御了知ノ上郡內學校長方面委員婦人會長共他ト充分協議調査ノ上適任者御推薦相成度此段及御依賴候
　迫而該當者有之候ハヾ別紙募集要綱ニ依リ二月末日迄ニ御推薦相煩度尚特ニ左記ニ御留意相成度
記
一、推薦スベキ者　二人以上アリタル場合ハ順位ヲ附スルコト
二、該當者ナキトキハ其旨報告スルコト
三、本養成ハ看護婦並産婆無資格者ニ限リ該當スルモノニシテ弘ク調査シ適任者ヲ選

出セラレ度キコト

千葉縣社會保健婦養成要綱

目　　的
　　農山漁村ニ於ケル社會保健施設トシテ将來其ノ土地ニ留マリ保健衛生ノ指導ニ當ルト共社會事業方面ニ活動セシムベキ婦人ヲ養成セントス

募集範囲
　　縣下醫師又ハ産婆ノ常置セザル町村

養成方法
　　養成期間ヲ一ケ年一ケ月トシ毎日午前中社會保健婦トシテノ必須科目、午後ハ左ノ學校ニ通學セシメ看護婦産婆トシテ必要ナル智識ノ習得ニ努メシム
　　　　千葉市郡醫師會附属千葉看護婦學校
　　　　千葉市加藤助産婦女學校

定員及給與
　　養成人員二〇名トシ養成期間中月額八圓ノ手當ヲ給與ス

應募資格
　　社會保健婦トシテノ志望確實ニシテ左記各號ニ該當シ品行方正、身體強健ナル者タルコト
　1、年令満十八歳以上三十歳未満ノ者
　2、修養後現在居住町村ニ永住見込ノ者
　3、生活ニ不安ナク社會的活動可能ノ者

養成後ノ任務
　　修業後五ケ年以上社會保健婦トシテ該町村内ノ保健指導介護ニ當リ特ニ母性並乳幼兒保護ニ關シ活動スル義務ヲ有スルモノトス
　　修業後受驗ノ上看護婦ノ資格ヲ得タル者ハ該町村小學校學校衛生婦ヲ兼務セシムルコトヲ得、産婆ノ資格ヲ得タル者ハ該町村ニ於テ産婆ヲ開業スルコトヲ得

養成中ノ注意
　1、期間中一定ノ宿舎ニ寄宿スルモノトス
　　　千葉市本町二ノ一六五
　　　千葉縣社會保健婦養成生徒寄宿舎
　2、舎費トシテ月八圓ヲ納付スルコト
　3、修養ニ要スル月謝教科書其他材料費ハ一切給與ス
　4、規間中制服ヲ着用スルコトトシ之ガ作製代ノ一部ヲ補助ス

養成後ノ處遇
 1、縣ヨリ千葉縣社會保健婦ヲ嘱託ス
 2、當該町村ハ可成速ニ國民健康保險組合ヲ設置シ同組合ヲ中心ニ主トシテ活動セシムルコト
 3、待遇ハ學歴ニ應シ多少ノ變更アルモ月額三〇圓及三五圓トシ當該町村ノ負擔トス右ニ對シ縣ヨリ月五圓ヲ補助ス
 4、保健婦ノ活動ニ必要ナル費用ハ當該町村ノ負擔トス

千葉縣社會保健婦募集要綱

一、縣下醫師又ハ産婆ノ常置セサル町村長ハ別紙要綱ニ依リ町村内ノ希望者ヲ調査シ銓衡ノ上（二人以上アリタルトキハ順位ヲ付スコト）縣ニ推薦スルコト
二、推薦ニ當リテハ左ノ書類ヲ提出スルコト
 （一）推薦調書
 （二）履歴書
 （三）戸籍謄本（三通、二通ハ抄本ニテ可）
 （四）最終學年ニ於ケル學業成績書（三通）
 （五）寫真
三、右書類ハ二月末日迄ニ提出スルコト
四、希望者多数アリタル場合ハ縣ニ於テ銓衡スルモノトス

推薦調書
一、本籍、現住所、戸主氏名、続柄、本人氏名、生年月日
二、最終學校名、就職ノ經驗アラバソノ状況
三、性行
四、特技
五、社會保健婦トシテノ熱意
六、家庭状況
　　続柄、氏名、年令、職業、名誉職、性行等
七、生活ニ不安ナキヤ（昭和十五年度直接國税額　町村民税額）
八、履修後社會活動可能ナリヤ
九、其ノ他
　　（『自昭和11年至昭和16年　社会事業関係文書綴』旧源村役場文書　千葉県文書館保管）

(2) 社第五四三號、昭和十六年三月五日付、千葉縣學務部長名　関係町村長あての文書

　　　　　　　　　　社會保健婦養成ニ關スル件
　曩ニ標記ノ件ニ關シ希望者推薦方依頼置候處更ニ詳細ナル御打合致度候ニ就テハ御多繁中乍恐縮左記ニ依リ参集方御配意相煩度候
　　　　　　　　　　　　　　記
時　　日　　三月十一日　午前十時半
場　　所　　千葉市教育會館
出 席 者　　關係町村長、方面委員一名、婦人會長一名
特別講演　　保健婦活動に就て
　　　　　　松戸保健所長　　聖成　　稔氏
（『自昭和11年至昭和16年　社会事業関係文書綴』旧源村役場文書　千葉県文書館保管）

1942（昭和17）年度

１．社会保健婦養成に関する件

（1）社第三八七號、昭和十七年二月六日付、千葉縣學務部長名　関係町村長あての文書
　　　　　　　　　　社會保健婦養成ニ関スル件
　大東亜共栄圏確立ノ爲我國人口問題ノ解決ハ絶対ノ緊急ノ要務ト相成候處之ガ一翼トシテ農山漁村ニ活動スル保健婦ノ任務モ亦重要性ヲ加ヘ来リ候本縣ニ於テハ昭和十五年度ヨリ社會保健婦ノ養成ニ着手シ既ニ一部活動中ニ有之候処ソノ活動ノ実情ヲ見ルニ農山漁村保健衛生指導ヲ始メ特ニ母性乳幼児ノ保護結核患者ノ療養指導学校衛生ノ充実等漸ク見ルヘキモノ多ク之ガ設置ハ単ニ保健■■■ニ止ラバ健康ナル農山漁村民ニ依ル銃後生産力■強化健兵■給等ソノ及ボストコロ極メテ重要ナルヲ以テ一刻モ速ニ之ガ全農山漁村ニ設置セラルルガ至当ノコトト被存候特ニ貴町村ハ医療助産ノ施設ニ乏シク之ハ国民健康保険組合ニ依リ全村的保健向上ニ努メラレツツアル実情ナルニ鑑ミ此際保健婦ノ設置ヲ図ラルルガ最善ノコト被存候ニ就テハ今般別紙要綱ニ依リ昭和十七年度第三回社会保健婦養成ヲ開始可致候条■■貴郡内関係者（学校長方面委員婦人会長村常会員其ノ他）ト御協議ノ上是非適当ナル者二月末日迄ニ御推薦相煩度此段及御■候
　　　　　　　　　　　　　　記
一、保健婦設置ニ関スル経費支出ニ関シ幾多懸念セラルル向モ従来多キヲ数ヘタリ然

シ共之ガ設置ハ先ヅ国民健康保険組合ヲ設立シソノ財源ヨリシテ捻出セバ至極容易ナル実例有之ニ付了承アリタキコト
一、町村内ニ巡回指導婦ノ活動アルモ尚徹底ヲ期スルニハ専任保健婦ノ設置ヲ必要トスベキモノナルコト
一、現在町村内ニ居住セザルモ村出身適任者ニシテ来リ永住見込アルモノニ付テハ交渉ノ上推薦スルモ差支ヘナキコト
一、推薦スベキ者ハ看護婦又ハ産婆ニ付無資格ノモノニシテ可ナルコト
一、養成中ハ通学ハ不可ナルコト
一、推薦スベキ者二名以上アルトキハ順位ヲ附スルコト
一、推薦書類■■テニ作成不能ノ向ハ期日迄ニ住所氏名年令等ヲ豫メ通報シ置クコト

千葉縣社會保健婦養成要綱

目　　的
　　縣下農山漁村ニ於ケル社會保健施設トシテ将來永クソノ土地ニ留マリ保健衛生ノ指導教育母性乳幼児ノ保護ニ当ルト共ニ国民厚生事業方面ニ専心活動セシムベキ婦人ヲ養成スルモノトス

募集範囲
　　縣下医師又ハ産婆ノ常置セザル町村
　　医師又ハ産婆ノ常置アルモ諸種ノ事情（医師老令ノタメ不自由ナルコト著シク地形■不便ナルコト）ヨリシテ医療機関トシテ機能乏シキ町村、国民健康保険組合設置町村又ハ設置見込町村

養成方法
　　養成期間ヲ一ケ年一ケ月トシ毎日午前中社會保健婦必須科目ノ教授ノ爲シ午后左記学校ニ通学看護婦産婆トシテ必要ナル知識技術ノ習得ニ努メシム
　　千葉郡市医師會附属千葉看護婦学校
　　千葉市加藤助産婦女学校

定員及給與
　　養成人員二〇名トス
　　養成期間中月手当八圓ヲ給与ス

應募資格
　　社會保健婦トシテノ志望確実ニシテ左ノ各號ニ該当シ品行方正、身體強健ナル者タルコト
　1、年令十八才以上三十才未満ノ者

2、修業後現在居住町村ニ永住見込ノ者
　　3、生活ニ不安ナク社會的活動可能ノ者
　　　　尚応募ニ当リテ、市町村長ノ推薦ニ依ルコトヲ要ス
養成後ノ義務
　　　　修業後五ケ年以上社會保健婦トシテ該町村内ニ活動スル義務ヲ有ス
養成中ノ注意
　　1、期間中一定ノ宿舎ニ寄宿スルモノトス
　　　　千葉市本町二ノ一六五
　　　　千葉縣社會保健婦養成生徒寄宿舎
　　2、舎費月八圓ヲ納付スルコト
　　3、修業ニ要スル授業料教材費其ノ他一切ノ経費ハ県ニ於テ給与ス
　　4、規間中制服着用スルコトトシ右作製費ノ一部ヲ補助ス
　　5、規間中ノ被服寝具身廻品ノート鉛筆類ソノ他小遣等ハ本人ノ負担トス
養成後ノ處遇
　　1、縣ヨリ千葉縣社會保健婦ヲ嘱託ス
　　2、当該町村ハ可成速ニ国民健康保険組合ヲ設立シ同組合ヲ中心ニ主トシテ活動セシムルコト
　　3、国民学校ニ於テ学校衛生方面ノ職務ヲ遂行スルコト
　　4、待遇ハ本人ノ学歴ニ応シ多少ノ増減ヲ認ムルモ概ソ月額三〇円及至四〇円トシ当該町村又組合ノ負担トス
　　　　右ニ対シ県ヨリ毎月五円ヲ補助ス
　　5、社会保健婦ノ活動ニ必要ナル費用ハ当該町村ノ負担トス

第三回社會保健婦養成生徒募集要綱

一、縣下医師又ハ産婆ノ常置セザル町村長若クハ医師又ハ産婆ノ常置アルモ諸種ノ事情ヨリシテ医療機関トシテ機能ニ乏シキ町村長又ハ国民健康保険組合設置若クハ設置見込ノ町村長ハ別紙要綱ニ依リ当該町村内ノ志望者中適任者ヲ選定シ（二人以上アル場合ハ順位ヲ附スルコト）縣ニ推薦スルコト

一、推薦ニ当リテハ左ノ書類ヲ提出スルコト
　一．推薦調書
　二．履歴書
　三．戸籍謄本三通（二通ハ抄本ニテ可）
　四．最終学年ニ於ケル学業成績書

五．写真
一、推薦多数アリタルトキハ県ニ於テ銓衡ス
一、推薦締切　昭和十七年二月二十八日

推薦調書
一、本籍、現住所、戸主氏名、続柄、本人氏名、生年月日
一、最終学校名、就職ノ経験アラバソノ状況
一、性行
一、特技
一、社會保健婦トシテノ熱意
一、家庭状況（続柄、氏名、年令、職業、名誉職、性行等）
一、生活ニ不安ナキヤ（昭和十六年度　直接国税額　町村民税額）
一、修業後社会的活動可能ナリヤ
　　　　　　　（『自昭和17年　社会事業関係文書綴』旧源村役場文書　千葉県文書館保管）

１９４３（昭和１８）年度

１．社会保健婦養成に関する件
（１）兵第一〇八號、昭和十八年一月二十九日付、千葉縣内政部長名　関係町村長あての文書

　　　　　　　　　社會保健婦養成ニ關スル件
　今次戦争完勝ヲ期スル爲人口増強ヲ図ルベキハ緊急重要ナル事項ニ■シ之ガ目的達成ノ方策トシテ政府ニ於テモ諸般ノ施策ヲ講ゼラレツツアルトコロナルモ就中之ガ第一縣ニ在リテ保健指導ノ任ニ當ル保健婦ノ使命■■重キニ加ヘ来リ■■ニ於テハ昭和十五年度ヨリ之ガ養成ニ當リ既ニ■■配属活動中ニ有之■處近來國民健康保険組合ノ普及ト之ガ事業ノ擴充強化ハ必然保健施設トシテ保健婦ノ設置スルヲ必要トシ縣下組合財政ニ於テ之ガ設置ハ極メテ容易ナルコト恩■■■■及テ■ニ於テハ■上ノ情勢ニ應ジ來ル昭和十八年度ニ於テモ社會保健婦ノ養成ヲ行フコトトシ別紙要綱決定■ニ就テハ貴町村ニ於テモソノ實情ヲ調査シ組合、學校、女子青年、婦人會、方面委員等ト連絡協議ノ上極力優秀ナル女子ノ銓衡ニ努メ來ル二月末日迄ニ關係書類相添ヘ御推薦相煩度及依頼候
　追而推薦ニ當リ直チニ書類取■メ難キ場合ハ過■セラルルモ差支無之■■一應氏名年齡等ヲ調査相成度候

記

一、現ニ町村内ニ居住セザルモ町村出身ノ適任者ニシテ永住見込ノ■アル時ハ交渉ノ上推薦スルモ差支ヘナキコト
一、推薦スベキ者ハ看護婦、産婆ノ資格ナキ女子ニシテ可ナルコト
一、巡回指導婦ノ設置アルモ之ガ徹底ヲ圖ルニハ専任者ヲ設置スルヲ必要トスベキコト
一、養成中ハ通学ハ不可ナルコト
一、特ニ軍人遺族（例未亡人）ニシテ適當ノ者アラバ御推薦アリ度事情ニ應ジ若干學費補給ヲ行フコトヲ爲
一、看護婦有資格者中保健婦志望ノ者ニ對スル講習ハ■■■中ニ付了知アリタキコト右ハ何レ貴町村長ノ推薦ニ基キ養成費ノ一部ハ本人負擔トナル見込

社會保健婦養成要綱

目　　的
　　現下時局ニ鑑ミ銃後社會保健施設トシテ将來永クソノ土地ニ留マリ保健衛生ノ指導、母性乳幼児ノ保護ニ當ルト共ニ國民厚生事業ノ擴充強化ニ専心活動セシムベキ婦人ヲ養成ス

募集範囲
　　縣下醫療普及ノ困難ナル町村
　　乳幼児死亡率高キ又流早死産多キ町村
　　國民健康保險組合設置又ハ設置見込町村

養成方法
　　養成期間ヲ一年一ケ月トシ毎日午前中社會保健婦必須科目教授ヲ爲シ午後左ノ學校ニ通學セシメ看護婦産婆トシテノ必要ナル知識技術ノ習得ニ努メシム
　　　　千葉郡市醫師會所属千葉看護婦學校
　　　　千葉市加藤助産婦女學校

定員及給與
　　養成人員二〇名トス
　　養成期間中月手當八圓ヲ給與ス

應募資格
　　社會保健婦トシテノ志望確實ニシテ左ノ各號ニ該當シ品行方正身体強健ナル者タルコト
　1、年令十八歳以上三十歳未満ノ者
　2、修業後現在居住町村ニ永住見込ノ者

3、生活ニ不安ナク社會的活動可能ナル者
養成後ノ義務
　　　修業後五ケ年以上社會保健婦トシテ當該町村内ニ活動スル義務ヲ有ス
養成中ノ注意
　　1、期間中左ノ寄宿舎ニ入舎スルコト
　　　　千葉市本町二ノ一六五
　　　　千葉縣社會保健婦養成生徒寄宿舎
　　2、舎費月八圓ヲ納付スルコト
　　3、修養ニ要スル授業料、教科書其他一切ノ經費ハ縣ニ於テ支辨ス
　　4、規間中制服ヲ着用スルコトトシ右作制費一部ヲ補助ス
　　5、規間中ノ被服寝具日用品學用品其他小遣等ハ本人ノ負擔トス
養成後ノ處遇
　　1、縣ヨリ千葉縣社會保健婦ヲ嘱託ス
　　2、當該町村國民健康保險組合ニ於テハ努メテ社會保健婦ヲ採用設置シ組合事業ノ
　　　強化ヲ圖ルコト組合ナキトキハ速ニ設立ヲ圖ルコト
　　3、國民学校ニ於ケル学校衛生方面ノ職務遂行ニ當ルコト
　　4、待遇ハ本人ノ學歴ニ應ジ多少ノ増減アルモ凡ソ月三五圓及至四〇圓トス
　　5、設置ニ要スル經費ハ當該町村又ハ組合ノ負擔シ右ニ對シ縣ヨリ毎（ママ）日五
　　　圓ヲ補助ス
　　6、活動上必要ナル經費ハ當該町村又ハ組合ノ負擔トス

第四回社會保健婦養成生徒募集要綱

一、社會保健婦ヲ設置セントスル町村長ハ別紙養成要綱ニ依リ當該町村内志望者中適
　　當ナル者ヲ選定シ（二人以上アルトキハ順位ヲ附スルコト）縣ニ推薦スルコト
一、推薦ニ當リテハ左ノ書類ヲ提出スルコト
　（1）推薦調書
　（2）履歴書
　（3）戸籍謄本三通（二通ハ抄本ニテ可）
　（4）最終學年ニ於ケル學業成績表
　（5）寫真
一、推薦多数アリタルトキハ縣ニ於テ銓衡ス

推薦調書
一、本籍、現住所、戸主氏名、続柄、本人氏名、生年月日
一、最終學校名、就職ノ經驗アル者ハソノ状況
一、性行
一、特技
一、社會保健婦トシテノ熱意
一、家庭状況（続柄氏名年齢職業公■性行等）
一、生活ニ不安ナキヤ（昭和十七年度直接國税額　町村民税額）
一、修業後社會的活動可能ナリヤ
　　　　　　　　（『自昭和17年　社会事業関係文書綴』旧源村役場文書　千葉県文書館保管）

（２）兵第一〇八號、昭和十八年三月二日付、千葉縣内政部長名　関係町村長あての文書

社會保健婦養成ニ關スル件
　昭和十八年度標記養成ニ關シテハ既ニ一月二十九日付兵第一〇八號ヲ以テ推薦方依頼置候處募集ノ都合上推薦期日ヲ三月十五日迄延期致候條了知ノ上可成速ニ推薦方御取計相成度
　追而既ニ看護婦資格ヲ有スル者ニ對スル保健婦講習ハ考慮中ナルモ今直チニ實現ノ運ビニ至ラザル實情ニ鑑ミ極力本養成ヲ受クル様適任者銓衡相成度　尚例年本養成ニ付特ニ會合ノ上打合致居候處時局ニ鑑ミ開催ヲ中止シタルニ付了承相成度候
　　　　　　　　（『自昭和17年　社会事業関係文書綴』旧源村役場文書　千葉県文書館保管）

１９４４（昭和１９）年度

１．千葉県厚生指導員養成に関する件
（１）兵第八號、昭和十九年一月十一日付、千葉縣内政部長名　各地方事務所長あての通知

千葉縣厚生指導員養成に關する件
　昭和十九年度に於ける標記養成に關し未設置町村國民健康保險組合に對し適當なる志願者推薦方曩に依頼置候處組合に於ても種々配意中の如く被存候へ共明年度は大量養成の計畫にも有之可成弘く之が募集に努め居候條凡ゆる機會を通じ勸奬に努め極力優秀なる適格者の推薦相成■御配慮相煩度此段及通牒也
　追而推薦締切は一月二十日迄と致居候に付極力右記日迄に書類提出せしめられ度申

添候

　　　　　　　　　　　（＊千葉縣廳欄　千葉新報　昭和19年1月11日付）

（２）兵第八號、昭和十九年二月二六日付、千葉縣内政部長名　各町村長及び各地方事務所長あての通知

　　　　　　　　　千葉縣厚生指導員養成に關する件
　昭和十九年度標記生徒養成に付種々配意相煩居候處所定の締切期日は一應經過致候へ共目下手配中の組合の希望も有之尚當分の間受付取扱可致候條可成速に通報又は書類進達相成御配意相成度此段重ねて及依頼候尚皇国標準農村指定、■■■■■厚生指定村、母親■■■■設置の特別指導を受けつゝある町村にして豫てより保健婦等設置勧奨中の向に於ては此際急速に適當なる女子の詮衡推薦に努められ度此段及通牒也
追而志願者の募集詮衡に詳細なる斡旋指導を必要とする向に於ては至急其旨縣兵事厚生課へ申出られ度

　　　　　　　　　　　（千葉縣廳欄　千葉新報　昭和19年2月26日付）

『千葉新報』千葉縣廳欄

　昭和十八年三月、千葉県は「爾今通牒等ノ事項ヲ新聞紙（千葉新報）ニ登載スルヲ以テ通牒送達ト看做シ、別ニ文書ニ依ラザル取扱ト致」とする〈新聞紙登載事項取扱内規〉を定めた。行政上の各種通牒の公式の送達を文書によらずに新聞を媒体にして行う「新聞通牒」制度である。戦時下紙の不足に対処するとともに「事務の簡素化」、「通達の敏捷」を期すとしている。『千葉新報』が指定され〈千葉縣廳欄〉として同月十二日の紙面に初めて設定され、それ以降敗戦時まで続いた。
（新聞『千葉新報』登載の戦時期千葉県通牒類──いわゆる「新聞通牒」について──「千葉県の文書館　第２号」　平成９年３月　千葉県文書館　p29～31）

資料3　千葉県社会保健婦規程

　「千葉県社会保健婦規程」、「千葉県社会保健婦執務心得」は、昭和16年5月1日に施行された。「規程」第1条は、「保健地区」設定の項であるが、社会保健婦所の1期生が就職した村を保健地区として定めている。

○千葉県社会保健婦規程

　　千葉県告示第五百十三号
　　千葉県社会保健婦規程左ノ通定ム
　　　昭和十六年五月九日　　　　　　　　　　千葉県知事　立田清辰

　　　　　　　　　　　　千葉県社会保健婦規程
第一条　農山漁村ニ於ケル保健衛生ノ改善向上並社会事業ノ振興ヲ図ルタメ保健地区
　　　　ヲ設ケ千葉県社会保健婦（以下社会保健婦ト称ス）ヲ設置ス
第二条　社会保健婦ヲ設置スル保健地区ノ区域並其ノ数ハ知事之ヲ定ム
第三条　社会保健婦ハ町村長ノ推薦ニ依リ県ニ於テ養成シタルモノニ付知事之ヲ嘱託ス
第四条　社会保健婦ノ職務左ノ如シ
　　一　保健地区ニ於ケル社会保健状態ヲ審カニシ之ガ改善向上ニ必要ナル訪問指導ヲ
　　　　為スコト
　　二　保健地区ニ於ケル要保護者ノ保健指導及母性並乳幼児ノ健康保護其ノ他必要ナ
　　　　ル社会事業活動ヲ為スコト
　　三　保健地区ニ於ケル保健衛生ニ関スル教育並訓練ヲ為スコト
　　四　方面委員其他各種社会施設トノ連絡ヲ密ニシ其ノ機能ノ発揮ニ協力スルコト
第五条　社会保健婦ハ有給トス
第六条　社会保健婦設置ニ要スル費用ハ保健地区内町村ノ負担トス
第七条　保健地区内適当ナル場所ニ社会保健婦事務所ヲ置ク其ノ位置ハ町村長之ヲ定ム
第八条　社会保健婦ハ知事ノ指定スル保健地区ニ於テ五年以上勤務スルモノトス
第九条　社会保健婦ノ服務及事務執行ニ必要ナル細則ハ別ニ之ヲ定ム
　　　　　　　　　　　　　　　附　　　則
本規程ハ昭和十六年五月一日ヨリ之ヲ施行ス

○千葉県社会保健婦執務心得

千葉県訓令第十四号
千葉県社会保健婦執務心得左ノ通定ム
　　昭和十六年五月九日　　　　　　　　　　　千葉県知事　立田清辰

　　　　　　　　　　千葉県社会保健婦執務心得
第一条　県社会保健婦（以下社会保健婦ト称ス）ハ隣保相扶ノ醇風ニ則リ互助共済ノ精神ヲ以テ保健指導ニ当ルヘシ
第二条　社会保健婦ハ常ニ保健地区内ノ社会保健状態ヲ調査シ実情ノ知悉ニ努ムヘシ
第三条　社会保健婦ハ県市町村、学校、警察署、医師、産婆、方面委員、社会事業施設各種団体其他社会保健施設ト緊密ナル連絡協調ヲ保チ職務遂行ノ円滑ヲ期スヘシ
第四条　社会保健婦ハ常ニ職務上必要ナル技術知識ノ習得錬磨ニ努ムヘシ
第五条　社会保健婦ハ社会保健状態ノ改善向上ニ関シ意見アルトキハ設置町村長ニ具陳スヘシ
第六条　社会保健婦ハ職務執行ニ当リ公平無私懇切丁寧ヲ旨トシ要保護者ニ対シテハ其ノ人格ヲ尊重スルト共ニ事件ノ処理ニ機敏ナルヘシ
第七条　社会保健婦ハ職務上関知シタル他人ノ身上ニ関シ秘密ヲ厳守スヘシ
第八条　社会保健婦ハ事務日誌ヲ備ヘ取扱事項ノ概要ヲ記載スヘシ
第九条　社会保健婦ハ其ノ職務ニ関シ取扱ヒタル文書ハ之ヲ整理保管スヘシ
　　　　前項ノ文書中秘密ヲ要スル事項ハ故ナク他人ニ閲覧セシムルコトヲ得ス
第十条　社会保健婦ハ前年度ニ於テ取扱タル事項ヲ取纏メ毎年六月末日迄ニ設置町村長ヲ経テ知事ニ報告スヘシ
第十一条　社会保健婦退職シタルトキハ関係書類ヲ後任者ニ引継クヘシ
　　　　　後任者決定セサルトキハ設置町村長ニ引継クヘシ
第十二条　社会保健婦疾病其他ノ事由ニ依リ長期間執務不能ノトキ又ハ身分上ノ異動アリタルトキハ設置町村ヲ経テ直ニ其旨知事ニ報告スヘシ

○千葉県告示第七百九十号

千葉県社会保健婦規程第二条ニ依ル社会保健婦ヲ設置スル保健地区ノ区域並ニ其ノ数左ノ通定メ昭和十六年五月一日ヨリ施行セリ

昭和十六年七月二十五日　　　　　　　　千葉県知事　藤原孝夫

名　称	区　域	社会保健婦数
平　三　保健地区	市原郡平三村一円	一
富　勢　保健地区	東葛飾郡富勢村一円	一
船　穂　保健地区	印旛郡船穂村一円	一
永　治　保健地区	同　　永治村一円	一
宗　像　保健地区	同　　宗像村一円	一
阿　蘇　保健地区	同　　阿蘇村一円	一
香　西　保健地区	香取郡香西村一円	一
東　條　保健地区	同　　東條村一円	一
千代田　保健地区	山武郡千代田村一円	一
一　松　保健地区	長生郡一松村一円	一
金　谷　保健地区	君津郡金谷村一円	一
中　郷　保健地区	同　　中郷村一円	一
總　元　保健地区	夷隅郡總元村一円	一
東　　　保健地区	同　　東村一円	一
中　川　保健地区	同　　中川村一円	一
中　根　保健地区	同　　中根村一円	一
佐久間　保健地区	安房郡佐久間村一円	一
稲　都　保健地区	同　　稲都村一円	一

資料4　千葉県立保健婦養成所開設

　5ヵ年計画で始められた社会保健婦養成を引き継ぐかたちで県立保健婦養成所開設の計画が1943（昭和18）年から進められた。無医村の解消が進まないどころか、乳幼児保健や結核対策を進める上で人手が足りない状況は続いていた。戦時下で一日も早く資格者を養成したい当局は、修業年限の短縮を検討していた。

（1）県立保健婦養成所の案を掲載した新聞記事

> 『病弱の追放徹底―保健婦養護訓導養成に新施設
> ―明春に厚生学院開設』
>
> （朝日新聞　千葉版　昭和18年10月24日）
>
> 　"■れ乳幼児や母性を"と県は、房総県民樹立のため今年県下無医村を中心に、母性相談所および佐倉、松尾、市原の三県立高女に母の教■を設置して保育教育にのりだしたのが、より一層の強化策として保健婦ならびに養護訓導を本格的に養成することになり、県立厚生学院(仮称)を新設して来春から開校することに二十三日決定、近づく県会を前にしてこれが予算ならびに組織の細部に亘る計画に着手した。
>
> 　現在県下には結核患者約三万人のうへ、弱い子どもは約五千四百名もあって県当局は、これらの一掃策として各保健所、健康相談所および日本医療■■療養所などを増設したり、また全県下に国民健康保険組合を設けたり健民修練会を開いたりして、青少年に重点をおき病魔の早期発見に一段の努力を払っているが、さらに県下無医村は八十八ヵ村にもおよんでいて、従来兵事厚生課で養成していた速成の厚生指導員（もとの社会保健婦、期間一ヵ年で入学資格は国民学校高等科および高女卒で養成後所定の検定試験をうけ保健婦となる）や、教学課の養護訓導採用制度ではなかなか手が廻らない有様に、第一戦指導者たる農村衛生に対する保健婦、学校衛生に対する養護訓導の養成に本格的に乗り出したわけである。
>
> 　時局下資材に入手困難の折柄新設校舎をみあはせて県立千葉高女校舎を使用するほか、これが担当主管を従来のいきさつやその他の関係から兵事厚生課と決めた。
>
> 　なほ新設学院の組織についてはいま研究中であるが、数日前県から内命をうけ、茨城県立女子厚生学院の経営状況を視察してきた沼田県立千葉高女校

> 長の提出原案によれば、本科と別科の二部制で、本科は修業年数二ヵ年二学級制の生徒八十名に入学資格は高女卒、別科は修業年限一ヵ年一学級制の生徒四十名で入学資格は国民学校高等科卒とし、さらに卒業生特典として本科は保健婦、国民学校初等科訓導、養護訓導の三資格を、別科は保健婦資格をそれぞれ与へることになっているが、県当局の意見としては一日も早く戦う職場で敢闘させたい点から、二年間で教へ込むのを一年間で教へるやうに双方とも速成の一ヵ年制として、卒業の折に検定試験をうけさせて保健婦資格を与へるほか、さらに高女卒には養護訓導資格を与へやうとしている。

（2）新設された千葉県立保健婦養成所

　千葉県立保健婦養成所は、1944（昭和19年）4月に、第1種養成所（修業年限2年）と第2種養成所（修業年限6ヵ月）の校舎を下記のとおり開設したとある。しかし、予算や議会関係資料の文書では1945（昭和20）年度の新規事業とされている。

＜千葉県保健婦助産婦専門学院の沿革＞
　昭和19年4月　千葉県立保健婦養成所として第1種（高等女学校卒、定員50名、修業年限2年）の校舎を千葉市作草部町現在の国立千葉病院内に、第2種（看護婦、助産婦の有資格者、定員50名、修業年限6ヶ月第1回生のみで中止）の校舎を千葉市新宿町県立千葉高等女学校内に開設　（「あゆみ」千葉県看護大学校記念誌）

＜保健婦養成所費新設理由＞
　皇国民ノ躍進的増強ヲ企画シ以テ健民健兵ノ挙実ハ刻下喫緊ノ要事タルハ明ナル所ニシテ政府ニ於テハ昭和十七年ヨリ各府県ニ保健婦ノ設置方通牒シ本県ニ於テモ現ニ枢要市町ニ配置駐在セシメ保健指導ヲ徹底セシメツ、アリ之ガ保健婦養成ニ付テハ保健婦試験ノ制度アルモ駐在保健婦ハ一般民ノ指導ノ任ニアリテ特殊ノ教育ヲ必要トスルト同時ニ統一シタル教育ヲ最モ要スルニ因リ之ガ保健婦養成ノ目的ヲ以テ昭和二十年度ニ於テ本予算ヲ新規計上シタリ　（千葉県の歴史　資料編　近現代8）

予　算　昭和二十年度厚生費概算書
厚生費　457,556円　　保健婦養成所費　15,830円　（千葉県議会史　第4巻）

資料5　千葉県保健婦協会と房総健婦会

1．千葉県保健婦協会の設立

　千葉県保健婦協会は、日本保健婦協会が設立された翌年の1942（昭和17年）2月に設立された。この年は、保健婦規則による資格が保健婦に初めて与えられた年でもあり、当時の新聞はこれら2つの事柄を次のように紹介している。

　翌1943（昭和18）年2月に、初めての「千葉県保健婦大会」が開催され、保健所や健康相談所、村の保健婦が活動状況を発表している。この大会の記録は「保健婦の活動状況」（千葉県保健婦協会編　昭和18年9月発行）として残されている。

『公認の保健婦―生る―来月初旬支部創立の発会式』
（朝日新聞　千葉版　昭和17年1月29日）

　保健婦誕生とともに日本保健婦協会県支部が結成された。ここに人的資源の重要性は万人の知悉のことながら、乳兒死亡率の減少等保健衛生に重要な役割を果す保健婦は、慈愛、忍耐、健康を目的に心の錬成と婦徳の涵養につとめるとともに、保健衛生の向上へと職域奉公に挺身邁進すべく決戦下力強い等一歩を踏み出した。

　いままで県には、公認といふか正式の保健婦はなく木更津ほか二箇所の保健婦をはじめ、県下無医村十八箇所配置の県社会課保健婦、千葉市ほか十一箇所の健康相談所看護婦その他社会事業団体看護婦、同団体産婆、同団体家庭訪問婦等あって、その仕事は同一でも名称は個々別々のうへ、一度職場を辞めればその資格は立消えの有様であったが、県ではこの濫立の名称を統一するとともに中央の指示に基づき、このほど第一次選考の結果これら約六十名に対し、保健婦規則による資格を與へここに保健婦が生れたもので、もちろん今後は職場を離れてもその資格はあるわけ。

　なほ、同協会県支部創立発会式は二月初旬千葉市で盛大に擧行される。

2．房総健婦会の結成

　千葉県保健婦協会が設立した同じ昭和17年4月に、県社会課は「房総健婦会」という名称で社会保健婦養成所卒業生の同窓会を結成している。

　会の結成を紹介している新聞記事を読むと、本部を県社会課に置き県下に支部を設け、講師その他関係者を客員にするなど、卒業生の活動を支える体制であったことが

伺える。会の活動として月例研究報告会や補習教育が行なわれた。

> 『房總健婦会―結成』
>
> （朝日新聞　千葉版　昭和17年4月15日）
>
> 　県社会課では、社会保健婦養成修了者が第一、第二回併せて三四名にもなり社会での活躍も表面化し目立つてきたので、なお一層今後とも保健婦相互の連絡を密にし業務の円滑を図るため、ここに、"房総健婦会"（仮名）なる同窓会を結成、五月二日午前九時より県社会保健婦養成生徒寄宿舎（千葉市本町）で関係者集合のうへ種々打ち合わせを行ふ。
>
> 　会員は養成修了者とし、講師その他関係者を客員に、本部を県社会課内、支部を県下適当の箇所を中心に左の如く配置してその万全を期す。
>
> 　　松戸、成田、佐原、横芝、茂原、大原、館山、木更津
>
> 　なほ、同課では養成中の第二回生保健婦十六名が近く巣立つのでこれに第一回修了生十八名を加へて、五月二日午前九時より右寄宿舎で農村保健指導の研究懇談会を開く。

【千葉県保健婦協会発会式】

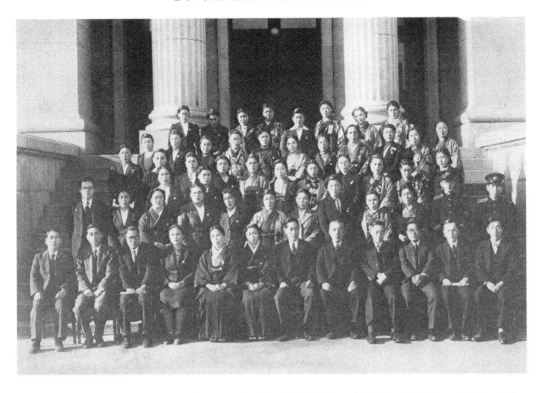

「保健婦協会の発会式の写真ですが、村田衛生課長、吉野津田沼町長、会長は大野さん（中央）、この頃衛生課はまだ警察部所管でした」との解説がついている。(「福祉の夜明け」附録：思い出のアルバム)

掲載新聞記事の収蔵場所別一覧

千葉県立中央図書館収蔵

・育児のための健康相談所　来月から新設する
　（東京日日新聞　千葉版　昭和3年3月18日）
・木更津町の小兒保健所　大正會が經營
　（東京朝日新聞　房総版　昭和7年4月9日）
・縣が勝浦に小兒保健所
　（東京朝日新聞　房総版　昭和7年4月8日）
・乳幼兒の相談所　死亡率縣下一の栄村に喜び
　（読売新聞　千葉読売　昭和14年10月13日）
・栄村に愛育會　乳幼兒の保健に努む
　（読売新聞　千葉読売　昭和14年12月22日）
・巡回相談の立役者保健婦
　（読売新聞　千葉読売　昭和14年12月20日）
・憂慮すべき　乳兒の死亡率　婦人の自覺を希望――松戸保健所の調査成る――
　（東京日日新聞　千葉版　昭和15年4月9日）
・保健婦さんの愛情　辻々で衛生紙芝居
　（朝日新聞　千葉版　昭和18年12月10日）
・醫者のない町村へ　社會保健婦を設置　希望者を募つて一年間養成
　（讀賣新聞　千葉讀賣　昭和15年2月4日）
・無醫町村に　女のお醫者さん　縣で養成に乗出す
　（東京日日新聞　千葉・房総（1）・房総（2）版　昭和15年2月4日）
・保健婦初の試驗　無醫村の娘さんを選ぶ
　（讀賣新聞　千葉讀賣　昭和15年3月28日）
・保健婦の採用試驗
　（東京日日新聞　千葉版　昭和15年3月29日）
・醫者のない村を救ふ白衣の天使　社會保健婦を決定
　（東京朝日新聞　千葉版　昭和15年4月3日）
・一年後には立派な　わしが村の健康婦　袴も胸高に晴れの入所式
　（東京朝日新聞　千葉版　昭和15年4月9日）
・保健婦入所式　「本年度から…」

（東京日日新聞　千葉版　昭和 15 年 4 月 9 日）
- 無醫村を背負ふ　九女性の醫療實地訓練
 　（東京日日新聞　千葉版　昭和 16 年 4 月 19 日）
- 巣立つ保健婦　九嬢が近く無醫村へ
 　（東京日日新聞　千葉版　昭和 16 年 5 月 1 日）
- 公認の保健婦　生る　来月初旬支部創立の発会式
 　（朝日新聞　千葉版　昭和 17 年 1 月 29 日）
- 房總健婦會　結成
 　（朝日新聞　千葉版　昭和 17 年 4 月 15 日）
- 病弱の追放徹底　保健婦養護訓導養成に新施設　明春に厚生学院開設
 　（朝日新聞　千葉版　昭和 18 年 10 月 24 日）

綱島ひで所有
- 醫者のない村を救ふ白衣の天使　　社會保健婦を決定
 　（東京朝日新聞　千葉版　昭和 15 年 4 月 3 日）
- 一年後には立派な　わしが村の健康婦　袴も胸高に晴れの入所式
 　（東京朝日新聞　千葉版　昭和 15 年 4 月 9 日）
- 保健婦入所式　「縣で最初の…」
 　（新聞名・発行年月日　不明）
- 無醫村へ青春捧ぐ　保健婦血のにじむ講習續く　五月からいよいよ任地で活躍
 　（新聞名不明　昭和 16 年 4 月 19 日）
- 手に嬉しや卒業證書　巣立ち行く　無醫村の光明
 　（新聞名不明　昭和 16 年 5 月 2 日）
- 御前で體験を発表　三厚生指導員の感激
 　（讀売報知　千葉版　昭和 18 年 6 月 13 日）
- 無病村建設に優しき戦士　阿蘇村に活躍の綱島さん
 　（朝日新聞　千葉版　昭和 19 年 1 月 12 日）
- 愛育村訪問記　切り拓いた茨の道を　綱島さんに訊く　印旛阿蘇村
 　（日本農業新聞　昭和 21 年 9 月 1 日）
- 房總健婦會　結成
 　（朝日新聞　千葉版　昭和 17 年 4 月 15 日）
- 縣健康保險婦大會
 　（朝日新聞　昭和 21 年 8 月 1 日）

・優良保健婦二名表彰
　　（朝日新聞　昭和22年8月10日）
・醫者と間違へられ過勞　無醫村の保健婦が尊い體驗
　　（新聞名不明・昭和16年6月3日）
・慣習と闘つた一年――社會保健婦末吉さんの報告書――
　　（讀売新聞　昭和17年4月26日）
・今は村の救ひ主――當初は保險外交員と感違ひ――保健婦・悲喜の一年
　　（朝日新聞　千葉版　昭和17年5月24日）
・無醫村に保健婦――然も　永住出來る人々を――
　　（新聞名・発行年月日　不明）
・無医無産婆村で敢然戦ふ保健婦――今は慈母と慕われる――阿蘇村綱島嬢
　　（千葉新報　昭和19年1月12日）

文献及び史料

- 千葉県議会史編纂委員会（1982）『千葉県議会史　第4巻』千葉県議会
- 千葉県総務部編（1928～1935）「千葉県統計書」千葉県
- 茂原市長生郡医師会史編纂委員会（1989）『茂原市長生郡医師会史』社団法人茂原市長生郡医師会
- 織田富男編著（1979）『"福祉の夜明け"千葉県における戦時下社会事業小史』福祉の夜明け刊行会（非売品）
- 千葉県保健婦協会編（1943）『保健婦の活動状況』千葉県保健婦協会　国立国会図書館デジタルコレクション
- 千葉県国民健康保険団体連合会（1968）『千葉県国保三十年史』千葉県国民健康保険団体連合会
- 古城村誌復刊刊行会（1973）『古城村誌　前後編』千葉県香取郡干潟町
- 千葉県木更津保健所（1978）「木更津保健所四十年の歩み」千葉県木更津保健所
- 千葉県史料研究財団編（2006）『千葉県の歴史　通史編　近現代2』千葉県
- 千葉県学務部編（1927）「社会事業要覧」千葉県
- 千葉県総務部編（1939）「千葉県統計書」千葉県
- 千葉県史料研究財団編（2003）『千葉県の歴史　資料編　近現代8』千葉県
- 中央社会事業協会社会事業研究所編（1940）「社会保健婦　社会事業パンフレット」中央社会事業協会社会事業研究所
- 日本保健婦協会編（1943）『保健婦の活動状況』南江堂　国立国会図書館デジタルコレクション
- 山本直彦（1997）「新聞『千葉新報』登載の戦時期千葉県通牒類―いわゆる「新聞通牒」について」「千葉県の文書館　第2号」千葉県文書館
- 大国美智子（1973）『保健婦の歴史』医学書院

―史料―

- 旧源村役場文書『自昭和十一年　至昭和十六年　社会事業関係文書綴』
- 旧源村役場文書『昭和十七年　社会事業関係文書綴』
- 旧源村役場文書『自昭和十三年　至昭和十六年　衛生関係文書綴』
- 旧源村役場文書『昭和十五年　乳幼児関係文書　』
- 長生郡市助産婦会（1918―1941）「助産婦会資料綴」長生郡市助産婦会

千葉県中央図書館収蔵

- 千葉県庁文書「昭和十五年度予算説明案に関する件　庶務課雑件綴」
- 千葉県庁文書「昭和二十年度豫算原書　千葉県庶務課」

「社會保健婦日記帳」
―綱島ひでの日記―

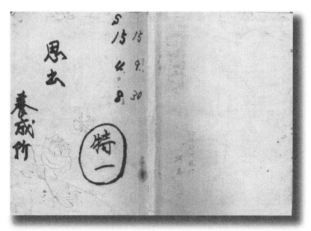

「思出〜養成所」と
書かれた日記帳

　この「社會保健婦日記帳」の作成者は、綱島ひでである。
　印旛郡阿蘇村（現在の八千代市）の生まれで、社会保健婦養成所の1期生として、1940（昭和15）年4月に入学し1年間学んだ。生徒は全員寄宿舎で生活をし、生活記録として日記を書くことが課された。
　ここに掲載した「日記」は、4月8日の入学所式当日から9月30日までの半年間を綴ったものである。

─日記掲載に当たって─

＊日記の全文を掲載する。
＊日記の原文は縦書きであるが、本書の構成上横書きに改めた。
＊日記は、生活記録として書いたもので、本文記入欄、日付、曜日、天気欄の他に、体温、脈拍欄、上の段には、発信欄、来信欄がある。体温と脈拍は数値が書かれていない日もある。
＊旧漢字は、原則として現代漢字表記に改めたが、現代漢字に直すのがふさわしくないと判断した場合は旧漢字のままにした。
＊旧仮名づかいは、原則としてそのままの表記にした。
＊数字は、漢字と算用数字との使用があったが原則算用数字に改めた。
＊文意により適宜句読点を加え、改行を行なった。
＊日記の性質上ひらがな表記も多用されているが、ひらがなが続く箇所など適宜漢字に改めた。
＊明らかに誤記と考えられる文字は修正したが、判断の難しい文字には〔ママ〕をふるとともに、難しい漢字にはルビを付した。
＊判読出来ない文字は字数分の■をあてた。
＊個人名についてはそのまま記載した。
＊実習場面では、正確に記述されているか判断できない事柄やそれにより誤解が生じると思われる記述があるが、学習途上であることと日記として思いのままを書いたものであることを大切にし、そのまま掲載した。

4月

4月8日　月曜　晴　体温36.8　脈拍71

　午前11時、社会課の屋上にて意義深き入学式を挙行、その時の訓辞、学務部長さんのお言葉に保健婦の使命、或は未来への覚悟について具体的にお話し下さいました。尚最後のことばに……外には激しい南風が吹きすさんでおりました折、この風の様に最後まで強く、正しく、熱烈に、奮励努力し輝きき栄冠を戴くとの自覚の下に只ひたすら勉強し身心共に健全にして他の模範となり、村のため、県のためにひいては国家のために一層の活躍を続けていただく……此の言葉に強く心を打たれました。

　矢つ張り朝(あした)の日本国を背負つて立つ私共の重大な地位と責任を重じ一意専心勉学に精励し聖なる第一日の一歩より、熱心、質素、倹約、勤勉、努力の精神を以て私共の重任を全うしたいと念願するのみ……尚精神修養には生き生きとにこにことそしていそいそとして明日の準備に。

4月9日　火曜　晴　体温36.9　脈拍72

　発信欄：役場、学校、親類、友達等へ7本発信

　午前10時より山本先生に導れ加藤助産婦女学校を見学、校長先生の御挨拶がありました。そのお言葉に我等の重大な使命についてお話下さいました。今はあらゆる方面より非常時局にあり、先ず勉強して実力を養成し活社会〔ママ〕に立ちて大いに活躍し、子供の生殖助産を助け、健康な立派な子を仕立て大陸に移殖し、ますます日本の進展を計るべき地位にある故、一層勉学精進しませう。

　午後2時より町へ学用品の買物に出掛けました。寄宿舎に帰つてより、お洗濯をし障子の切れた所を張つたり辺りの桜花に目を移したりと心を慰めつつ、又明日の準備に。

4月10日　水曜　晴　体温36.9　脈拍73

　午前5時半起床。微少ながらお炊事の助手、お茶碗を拭く、洗う、こつこつと働く私たちの周囲には、しつとりと湿つた空気がすり寄る如く漂つてゐる。新鮮な空気を一杯吸つて次にはたきをかけるお台所の掃除と共に心も清め、何処まで澄みゆくコバルトの空或は園芸の草木に目を注ぐ、しみじみとぽつかり咲くお花の如く、のびのびとして清くやさしく慎しやかに生活したい勉強したいと念願してやまなかつた。

8時より看護婦学校に行き、富金原先生に小児の疾病、死亡率等の親切な講義をしていただいた。次に塩田先生の家政はどんなものか？　家政の任務等に具体的にお話し下さつた。本当に楽しい有意義な時間、第一印象には向上した生活をし愉快さを感じて幸福の栄冠をいただこうと、只ひたすらに勉強し身心共に健全なるを念願するのみ……。

4月11日　木曜　晴　体温36.8　脈拍72

　午前5時半起床。身支度をし朝の行事を終す。朝日に輝く桜花の路をいそいそと登校する私達の一群は、もゆる希望を抱きつつ第2日目の教授を受ける事が出来る幸福感に打たれつつ、安藤先生の育児講義を受ける。お話と一読に寸暇もなく一部始終を筆記した。午後より包帯、解剖学の序講をきく。終つてよりお掃除、4時には産婆学校へ行く寸暇もない私達の活動は、ますます敏速な神経を養れる。産婆学校では3時間休みなしの講義に相当疲を覚えた。

　終つてより寄宿舎に帰り9時までの講義をきく。それより今日一日の筆記の整理、日記、明日の準備に余念なくペンをとる。床をとる時は遠くで鳴く鶏の声、はつと思つて時計を見るともう零時半、でもその日の務はやり切らなくてならぬ強い意志でやつてゆこう。

4月12日　金曜　晴　体温36.7　脈拍73

　来信欄：役場、母校の校長先生よりお返事を戴く

　朝起ると外にはしつとりとさ霧が漂つてゐた。窓を開け放して換気した。住み慣れぬ都会の生活は案外静で清な空気だつた。種々の行事をすまし登校、栄養について講義をうけ次に心理学、和やかな公園の桜若い木の芽或は常緑樹に目をうつす一寸の休み、私には何よりでした。そして晴れやかな心になつて和い陽光を浴びお室に入つて講義をきく。心理学の手にとる様なお話一部始終身についた。はつきりと落ち着きのある、そして親切で具体的なるに、要点をノートに筆記する事が聞きよくて、また、要を得る事が出来たのだつたと幾人かの友と語り合いました。

　午後は三橋先生がいらつしやいませんで、えの花公園（亥鼻公園）に散歩しました。そうして千葉市の展望、私達の懐しい寄宿舎等探し出し様々の物語等して心の慰安に、みんな生き生きとして心ゆくまで満ちる空気を吸ひ寸暇の慰に楽しんでみました。

4月13日　土曜　曇　体温36.8　脈拍73

　来信欄：母校の恩師小坂先生よりお返事

　いつもより良く眠れた朝、どんよりと曇りきつて出発の時には小雨がぽつぽつ落ち

てきた。みんな雨具を持つて登校、富金原先生の育児講義、プリントをいただいてそれによつてお話をきく、今までよりも覚えよく楽になつてきた。次に楽しみの家政塩田先生のお話、約1年前私の村の学校へ御出下さつて、時局と女性の使命として講演して下さつた。一層懐しみを以て勉強する。

　午後の修身、唱歌は先生の不都合で講義が出来ず体操や支那で第一線に立ちたる小幡先生のお話をきく。日夜を分たず我を忘れて君国のために御奮闘下さる皇軍勇士の尊い御労苦しみじみと察せられ私達の今までの行が恥しくなりました。さあ、今日より、一層の努力を尽くそうと固く心に誓ひました。

4月14日　日曜　小雨後曇　体温36.8　脈拍72
　発信欄：故郷と母校の友へお手紙
　7時起床。外には絹の様な春雨が姿ゆかしき桜花に煙つてゐた。閑静な田舎に過ごしてゐた私には、都会の雨が何となく珍しく感ぜられた。午前中はお便を書いたりお洗濯をしたりお裁縫をしたり雑事に寸暇もなく立働いた。午後は書物をしたり、町へ学用品を買ひに行つて来た。それから夕食の御馳走本当においしくて唯感謝に充満しつついただいた。

　お部屋に帰ると、友の誰かが紅白のお花を買つてきて床の間にゆかしく活けられてあつた。ああきれいだと眺め入りつつ向上した趣味の美しさゆかしさ私達もいきいきと清くやさしく、そしてのびのびした生活を念願しております。緑葉にぽつかりと咲いたお花、心の何物をも清算して見入つてゐる私だつた、楽しい日曜の一時！。

4月15日　月曜　晴　体温36.5　脈拍74
　希望の朝を迎へました。学校へ来ると県庁の広場で大勢の職員方がりりしい袴姿で国民体操をしてゐた。暖和な春の陽光はやわらかく差してゐた。公園では桜花が散り池の上に浮いてゐる。どこの坊ちやんか？　可愛いい妹らしい子とまつばに花びらを通してゐる、無邪気な子ども達に見とれてゐた。

　もう木々の若芽も大部のびて春は次第に深みゆく……刻一刻時は流れる、私たちも一層努力しなければならぬ。故郷より届いたお便りにも皆激励の辞、さあ？　又明日の準備お帳面の整理、日記等やらねばならぬ、床につく頃遙か汽車の汽笛がひびく夜の静寂の中にしんみりと勉強する私達のお室にはゆかしきカーネーション、バラが生き生きと電光に映て美しい姿を写してゐる。ああこのお花の様に生きたいと念じて安らかな眠に。

4月16日　火曜　曇　体温36.6　脈拍73

　6時起床。おいしい食事を戴き感謝に過す一時！　看護婦学校に行って小窓先の公園に目を注ぐ。折から頬をなでてゆく様な微風に、桜花がひらひらと蝶の様に舞ひ上つては池の上に散つてゆく。安藤先生の育児講義、蓮尾先生の心理学の教授をうく。心理学も仲々におもしろい。

　午後より生理学、治療介補の講義で常用記憶すべき事項等を教つた。筆記にて習ふのも私達には仲々よい、そして10分ばかりの休みにも筆記の整理に、一心に書くそして夜の仕事を減らしてゆく。産婆学校もやつぱり筆記であつた。
帰る時にはもう夜のとばりに電光の輝き、本町通りの美しき夜の都会なんて見たこともない。並ぶ電灯、美しいウインドなどよりもれる光の中を行列していそいそと我が宿舎に帰る、一日の修学を終して帰る一時！

4月17日　水曜　晴　体温36.6　脈拍75

　来信欄：父よりお返事

　いつもより早く起き次から次へ朝の行事を終してゆく。富金原先生の育児講義、だんだん様子が分つてきて思ふ様に筆記も出来てきた、一心に書いた時間の終に整理の終つた人は帳面を借りたいと先生がおつしやつた。私が終りましたといふと、先生は借りてゆくと言つて持つて帰られました。これは皆がどの位に講義をきいておられるか、どの位勉強しておられるかなどを調べるためだそうで、やつぱり私達のためにどんなに努力をされてゐるかという事が察せられます。

　お昼休に屋上へ行つてみました。公園には、ローズ、ふじ色、白、色とりどりのお花が美しく咲き誇つてゐる。木々の若芽も微風にはためいて和い陽光を浴びてゐる。あたり一面マツチ箱を並べた様な家並、或は耐火耐震に適したビルデングの様な建物が聳えてゐる。遠くにかすむ浜辺、唯無我の状態にて眺むる今日の一時！。

4月18日　木曜　晴　体温36.7　脈拍74

　来信欄：故郷より小包届く

　6時起床。8時前登校、篠崎先生の傷痍軍人の保護についてお講義下さいました中に、事変のお話は殊に心を打たれました。八紘一宇の大精神の下に東洋永遠の平和と世界人類の幸福のため、第一線に立ちあらゆる困苦を偲び欠乏に耐え険悪な気候風土と闘つつ頑敵を膺懲（ようちょう）し、輝く日章旗を押し進めておられる皇軍の勇士に対し、唯満腔の感謝を捧げると共に一層緊張の度を増し唯ひたすら我が務に努力せんとする決心の色が溢れてゐた。

学校を終りてより帰る時は、夜のとばりに覆はれ点々とともる燈火、都会の夕を幾多の友と物語りつつ……夜は紀平先生より骨盤の宿題を書く、日記をつける、いつの間にか大粒の雨が降り出してきた、春雨の音を聞きつつペンを走らす。遥かより汽車の走る音が雨に交つて聞える今宵！

4月19日　金曜　雨後晴　体温36.5　脈拍74
　来信欄：母校の友よりお返事
　絹の様な春雨が窓辺に煙つてゐた。伊藤さんとお炊事当番、新鮮な空気を吸つてこつこつ立働く心、シヤーと水の音、とんとんお香の物をきざむ、お茶碗を洗つたり拭いたり、お炊事も面白い。限りなき望と感謝に過す聖なる一時！
　午後よりすつかり紺青の空と変わり、うつとりと湿つた公園の木々は一層活気を帯てゐる。お昼の休に自転車の練習をした、みんな気持よく乗れる、だけど私はどうしたんだろう、ペタルを踏み出すのが出来ないなんて、自転車の上に乗つたはいいけど、さあ？　気ばかり焦つて先へ出ない、そちこちでは見知らぬ人々の視線が集まる、恥しいやらくやしいやら、家に居る時習つたのだけど垣根の鉄條網にひつかかつてからやめて了つた。今更後悔したつて及ばぬ、今度の日曜にチヤンスを見て習はう、この位の事出来なくては、拙き私の意気地なしさに……やれるまで習はう。

4月20日　土曜　晴後曇　体温36.6　脈拍75
　第1時、富金原先生の育児講義。第3時より塩田先生の家政、1時間にわたつてお話し下され、先生には12時の汽車にて某地の国防婦人会の総会にお出になり講演会を催すとか、実にお多忙の御身唯感謝に溢るるのみ、そして11時にお帰りになつた。すぐお昼をすまし、公園を散歩したり自転車を習つたりしてみた。すると小幡先生がお出になつてみんなで名も知れぬ面白い遊びをした。自分のまわりに輪を書いて右へ左へとはねる、よい運動になり、また、楽しい心の慰め幼き子ども心にかへつて遊ぶ愉快さ、吹く風も向ふ若葉の公園に、私たちの和やかな遊びはコバルトの空に溶け込む様に……。
　午後よりは修公、お唱歌など一心に学び唄つて一日を過ごし、夕の空には淡い月が照つてゐた。希望に起き感謝に眠る。

4月21日　日曜　雨後晴　体温36.7　脈拍75
　来信欄：母校の恩師、友よりお返事
　外にはさ霧の様な春雨がいぢらしい藤の蕾に煙つてゐた。けれどお洗濯物を持出し

一心に洗つた。その中に雨は止みそうになつた、みんな喜んでゐたがそれも束の間にしてだんだん大粒になり、お昼後には風も相当激しくなり私達の窓辺にぴちやぴちや水玉が飛び込んで来た。大急ぎで雨戸をひき電燈の許でペンをとつた。でも又しばらくして今までのどんよりとした雲はどこへやら、雨後の天地万物は生き生きと活気をもつてそよ風にゆられている。乱万と咲き誇りし桜花も濃き緑葉にかたみを残してそよめいてゐる。

　母校の恩師に便りを書く、着物の修善をする、明日の準備やつぱり寸暇もない、今日の日曜もこれで終りと思ふと惜しい様な気がした。5時に夕食をいただき、1週間ぶりでお風呂にゆき身を清めた。帰る時暖つた体にそつとなでてゆく様な微風が過ぎ去つた。うす暗い夜の小路を寄宿舎へ！

4月22日　月曜　晴　体温36.8　脈拍76

　限りなきコバルトの空の下で、数百名の県庁の方々と新鮮な空気を心ゆくまで吸つて、久しぶりに国民体操をし巻羽織をぬいた。私達始はまごまごして要領が分からなかつたが、もう2回目には張り切つて伸び伸びとやれた。今までとは違つて、みんなリンゴの様な頬をして又建国体操、天を地をつらぬく様な動作！　折から朝のそよ風が、ぽつかりとほとつた頬をなでてどこへやら？

　…夜の看護学講義終りて血圧の計り方実習、初めは難しくて目を回してゐたが親切な先生の指導により要領を得た。血圧計をお借りしてお友達同志で練習し、みんな「未来の女医なんだもの」つて色々の物語をし、又体も大部なれて楽になつた。そしてみんなにこにこ顔で勉強を続けた。

4月23日　火曜　曇　体温36.7　脈拍75

　より曇つて冷い風がひんやりと身にしみる。10分間に寝具整理、お掃除を終す……。ふと、ぽつかり咲き始めた藤の花に目をうつす、いぢらしい素直な、そして伸び伸びと気品の高い藤の花！　若々しいつぼみと半ば開いたゆかしいお花、しみじみと眺め入る時、ああこの花の様に生きたい勉強したいと念願した。

　もう故郷の方では農繁期に入る。私の留守中、犠牲になつて努力される父母を憶ふと、どうしてうきうきとしてゐられやうか、一層勉励せめて安心させたい私の心、そつと吹く春風に乗せてやりたい。沈みがちな私の心をいつも強く励しやさしく慰めてくれる大自然！　さあ、一歩一歩に実行、限りなき向上の一路に邁進せん。

4月24日　水曜　晴　体温36.8　脈拍74

　発信欄：故郷へ一報

　今日第3時の家政、突然花嫁学校へ向つた。車中より田圃の続く里に出た、神聖な田圃に立ちて苗代を作る……種を蒔く一心に働く農夫たちを窓越に見つめつつ、しみじみ故郷の事を思ひ久しぶりに農村の春を味つた。下車してより徒歩20分余り目的地に着いた。おやさしい塩田先生のご案内により、明るい清然と整へられたお室に通され一方ならぬ応対を受けた。お室にはゆかしい活花、有意義なる額、掛け物などが掛けられ一寸入つただけでも精神の向上を充たす様な理想的なお室、幾つもの規則正しい皆様の生活を拝見させていただきました。また、バラのご門に梨棚を潜つて入る文化住宅、実習地など至る所少しの無駄もない学校生活に驚嘆の眼を見張つた。そして先生には満腔の感謝を表すのみ。

4月25日　木曜　晴後曇　体温36.8　脈拍74

　来信欄：父よりお便り

　靖国神社の臨時大祭。君国のため尊き犠牲となられし英霊に対し、又白衣の天使として祀られた誉の方々に満腔の感謝を表します。今度の事変にいち早く看護婦長として病院船に乗りくるれた宮崎婦長さんは、傷ついた多くの勇士達に温かい手をさしのべ昼夜を分たず身を以て看護に尽くされ、或時は頭の上を敵弾の破片が飛び散つたことも幾度か？　誠に人間至誠の表れと申すものは驚くべきもので、その力は天地を覆すことができる程の尊い力をつくつてみるうちに、1勇士より伝染し忽ち重態となり「もつともつと御奉公させて下さい」と云いつつも、とうとう身罷るに至つたなど自然に頭の下るのを覚えた。こういふ方々の英霊に対し改めて感謝の真心を捧げませう。

4月26日　金曜　晴　体温　脈拍

　衛生学、三橋先生のお講義は簡単明瞭にて要点を得る事ができた。いつも生徒が大勢のせいか後の方に声がはつきり聞こえぬ時があつた。助産婦学校では紀平先生の時間に試験があり、何を出されるかと思つて不安だつたが意外にも骨盤の名称などで書取だつた。此の時しみじみ考へた、ああ先生はこうして私達のために、来月の試験の時には正しい字を綺麗に明瞭に書ける様にと、練習しよい習慣をつけるのだとおつしやいました。時々試問などして下さるのが私達の激励のお言葉なのだつた。最後の時間に市川先生のお講義、初対面なので修学の心得や一般看護などについて漫談を加へつつ具体的にお話し下さつた。みんな朗なほほ笑を浮べて。

4月27日　土曜　曇　体温36.6　脈拍74

　天地万物は夕べの雨に活気を呈してゐる。大自然に秘むる力尊し。第1時修身、校長先生がお出にならず、小幡先生に連れられて市街をぬつて行つた。心の的は海岸めざし悦に充ちてとく急ぐ、折悪しくポツリポツリと雨が、忽ち引返した。第2時より渡辺先生のお唱歌学び続ける私達にとつては何よりの楽しみだつた。窓越しにそよぐ青葉を眺めては……「残花」、丁度今の潔よく散りゆきし八重桜を唱つた「遠山寺の暮の鐘にちらちらほろほろと、何物をか残して淋しく散りゆくセンチの情が含まれてゐる山里をしみじみ偲びつつ無心に……極楽の御殿にでも溶入む様に一時心ゆくまで唱つた。

4月28日　日曜　雨　体温36.5　脈拍75

　午前4時激しい雨の音にふと目を覚ました。今までの悦は急にどこへやら、不安乍ら又夢の様にきいてゐた、起きてもまだ無情な雨は止みそうもない。身支度をなし挨拶をすまして帰宅したのが9時、懐しき故郷に来て久しぶりに見る物すべてが変わつた様だつた。

　ククククーと蛙の声を聞きつつ夜は座談会、物語はいつまでもつきなかつた。ふと思ひついて母にマツサージをしてあげると実に喜んで、何時しかうつうつし眠り始めた。昼間は働き疲れた身を慰む、「ああ、この母なればこそ！」と感泣の外なかつた。せめて帰つた時だけも安心させ慰めてやるのが私の務めなのだ、この事を考へればどうしてあだに過せようか、命の続く限りやらう。

4月29日　月曜　晴　体温36.7　脈拍70

　明るい春の日は万遍なく庭を照らしてゐる。庭の草木も色を増し時折頭をつけては囁いてゐる。お洗濯をすましお裁縫をした。午後より梨園にゆくと……門出の頃は枯れ木の様だつたが、もう花は散りはて若葉がさやさやと高くなり低くなりしてゆれてゐる。夢の様な小さな実がほんのりふくらみかけてゐる。この草木の様に今日の私は昨日と同じではならぬ、希望と歓喜に満ち光明の彼方に心を求め一層躍進しなければならぬ、さあ！　健康で勉学できる感謝と共に、現在の向上の一路に堅実の道を辿つてゆかう。故郷にて第2夜を迎へた床につく頃は弟妹たちが優い夢を結んでゐる頃なのか、安らかないびきがひびく。

4月30日　火曜　晴　体温36.5　脈拍72

　午前中、学校役場をお訪ねしました。諸先生方より力強い激励のお辞戴いて参りま

した。正午より家を出発、寄宿舎に帰つたのが３時１０分前。４時より産婆学校、加藤校長先生の具体的なお講義をきく、その後教育会館にて映画を見せていただいた。７時開会といふのに１時間も前に既に満員となつた。電燭の眩い場内はむせ返る様な人息で熱心な観衆は今や遅しと待ち構へた。拍手の音が急に起つたとみると飛びつく様な映画、パツパツと私達の目を耳を悦ばせ無言の教訓も与へられてゐた。尚最後の「父なきあと」の映画は立派な父様や母子の熱烈な努力と美しい心の表れ……唯感激に充満し唯一人としてすすり泣かぬ者はなかつた。私達も尚一層努力しなければならぬ。

5月

5月1日　水曜　晴　体温36.5　脈拍72

　しつとりと朝霧が四辺をぬらしてゐた。お炊事当番なので伊藤さんとお勝手の掃除をし朝食の準備をなす。7時より食卓を囲み楽しいお食事、四恩に感謝しつつさらりとしたおいしい御飯をいただく。学校に来てよりいつの間にか雲は消え麗な日は和く照つてゐる。銀杏樹の葉は風の吹けるままに高く低くそよめいてゐる。窓越しに大きな煙突からコバルトの空に向つて黒煙は悠長にくすぶつて見える。お昼休みに公園内の池をのぞくと、鯉が尾をふり水面に背を出しかけて泳いでゐる。あの鯉の様にいつも元気で強く正しく向上してゆかねばならぬ。午後より高橋先生のお講義面白かつた、助産婦学校では健康週間の第1日目だといつて式をあげました。

5月2日　木曜　晴　体温36.6　脈拍73

　微かに梢の緑葉を弄(もてあそ)ぶそよ風に公園を訪れた。某小学生の一群がベンチに腰を下してお弁当を食べてゐた。矢張り山里の児童らしく思ひ思ひの絣の着物や、女の子等は赤、黄緑、浅黄等の三尺を締めてはしやいでゐる、まだ10時だつた。三橋先生の社会事業は簡単明瞭にして要を得る、お講義みんな聞き良くわかりがよかつたと讃賞してゐた。

　看護婦学校のお掃除を終して助産婦学校にゆくと洋服屋さんが来て居ました。出来上つた制服を見せていただき、様々の物語りして楽しむ一時だつた。夕食後は、又みんなで試験当時の思出を話し合ひ殊に口頭試問の物語は、いつまでも尽きなかつた。今日も楽しく過した、希望に起き感謝に眠る。

5月3日　金曜　晴　体温36.5　脈拍70

　第1時齋藤先生の社会事業。3時間目より三橋先生の少年救護法について講義をきく、生実(おゆみ)学校の行事や日常の有様を本により説明して戴く……。看護婦学校第1時の三橋先生の衛生学はよく分りました。寄宿舎に帰ると、風の強かつたせいか机もお室もほこりで白くなり、ざらざらになつてゐた。掃き出してくるが早いかお帳面の整理、その中にお食事、又夜学が始る、仲々忙しかつた。マツサージの実習、始は恥しい様なくすぐつたい様な気がしたが、慣れるとその日の痛をどこへやら、忽ち消えて快感

に打たれ、うつらうつら眠くなる様だつた。終りてよりまた、整理や日記、明日の準備、矢つ張り消燈は零時近かつた。

5月4日　土曜　晴　体温36.7　脈拍72
　初対面の高林先生、伝染病の定義や各論、急性伝染病についてお話し下さいました。言語が簡単明瞭にして沈着だつたので、お講義がよく分り筆記も取りよく感じました。尚１０分間の休みが、疲れをやさしく慰め強く励す絶好の機だと思ひます。第３時の休時間公園にどこかの小学生が遠足に来た。池の畔のベンチや石の上にみな思ひ思ひの所でおすしを食べてゐる人、お弁当箱のおしようがをつまんでゐる人、皆楽しそうに見ている。風は梢強く池の水は忙しく波が寄せたり返したりしてゐる。
　助産婦学校では小幡先生の体操、ぴんぴんとした生気溢るる号令に合せて一生懸命、看護婦さんも窓越しに見てはほほ笑んでゐた。帰る時は曇つた空が絶えきれない様にざあざあ音を立ててゐる。雨にぬれて帰つて来ると花嫁さんの自動車が私の手前で止つた？

5月5日　日曜　雨後曇　体温36.7　脈拍74
　発信欄：母校の恩師、友、父へお便り
　７時起床。絹の様な春雨が煙つていた！午前中は便りを書く、骨盤の復習、お洗濯などした。午後はお裁縫をしたり２時より買い物に出た。お節句のせいか何処へ出ても人で一杯だつた。洋服の下着類、はき物類を買ひ４時に帰つた。おいしい夕食をいただきお風呂にゆく。以外にも満員であつた、矢つ張り菖蒲湯だつたせいか？　久しぶりに入浴、上りてよりリンゴの様にほとつた頬をそよ風に吹かれ乍ら友と帰る心地よさ、何もかも忘れて、また、今日一日の整理、明日の準備をなす。楽しい一日の日曜も終り、安な夢の旅路に入らう。

5月6日　月曜　晴　体温36.5　脈拍72
　うすら寒い風が身にしみる。柳沢先生がお出にならず、骨盤、生殖器の自習をした。数多の各部名称をドイツ語で表に書いたり目読したりして１時間を過ごす。中には屋上に出て自習の方もあつた、みんな思ひ思ひの勉強をしてゐる。１０時より自由行動を許されたので寄宿舎に帰つた。間もなく突然！　伊藤さんが病院に行くことになり、先生方の御導によりタクシーに身を託し井上病院に行く。生れて始めて病院に行つた、ふと看護婦学校に在学中のお友達が２人ばかり一心にお手伝をしてゐる。病室には無言の教訓になる事が沢山あつた。私はしみじみあのお友達が羨ましくてならなかつた、

ああして実習をなし、お講義をきくとよく分かるだろう、私達にはそれが少しの関係もなく本ばかりでどうしても学びにくくて…。

5月7日　火曜　晴　体温36.5　脈拍72
　　来信欄：躍進雑誌届く　叔母様、友よりお返事
　親友の伊藤さんがお家へ帰られた、私は唯淋しく不安な日を過ごした。今頃どうしていらつしやるか？　回復の日が待遠しくて……夕方帰ると、また、みんなで伊藤さんを案じつつ沈みがちな日だつた。夕食前班長さんが届いたお便りを持つてきて下さつた。

　矢つ張り沈みがちな日のせいか、こんな事を考へた。「恥を知れ」といふ一句、一日の集りは頻て一生となる、課せられてゐる自分の務を忠実に行ねばならぬ、実行は足元から、従順で謙遜であり、自治の精神に富み、一旦志を立てて学業にいそしむ身となつた上は、仮へどんな困難に出逢ふともあくまで屈せず張切つた心構にて一層努力しなければならぬと共に、私たちを我が子の様に御指導下さる諸先生に於し唯感謝と感恩に溢るるのみ……。

5月8日　水曜　晴　体温36.6　脈拍73
　6時起床。突然、「ナツトー」屋さんの声、朝毎に町から町へ売り歩いてゐる一老人、声は高く低く朝の静けさを破つて次第に遠ざかつてゆく。窓をあけ放つて新鮮な空気を入れる。医学大の煙突からはむくむくと煤煙が大空に上つては次第に消えてゆく。公園の木々は日毎色を増してゆく。青葉の薫る看護婦学校の窓辺に寸暇の休を利用、助産婦学校の臨時試験の勉強に暗誦をする、実に学科目が多いから一層努力しなければならぬ。しかし暗誦はしたものの、又、他の学科をもやらねばならぬ。思出深き1ヵ月前の今日、烈風の諭しの如くどんな困難にあつても強く正しくやり通さねばならぬ。本当に早いもの、1ヵ月は夢の如く去つて了つた。

5月9日　木曜　曇　体温36.5　脈拍80
　懐しの友よ、お病気はいかが。あのゆかしい藤の花が散る頃お別れして、今は如何にお過の事だろう、ベツトに伏せて純白のカーテンを見つめてゐるのだろうか、共々に胸いつぱいの大望を抱きつつ勉学できたあの頃！　月日は名残なく流れ、吹く風も向ふ五月の丘に憂る事の病める身、せめて若き今、此の如き美しき地にゆかしい日を送り、一層修業して最後の栄冠を戴く事があるだろうに、せめて慰めんと1人しみじみ思ひ出してみます。一日一日と消えゆくこの青春時代！　友よ早く回復の日を念願するのみ……語り合う事が出来ればと夢心地にも思ふのである。

5月10日　金曜　晴　体温36.3　脈拍78

　外にはうすら寒い風がそよめいてゐる。午前中の授業なく、社会課にて身体検査を行ふ。屋上にて浜辺を眺むれば、いぢらしい生徒達の一群が嬉々と潮干狩りをしてゐるのが遥に見える、房総の都！　選考試験の当時をしみじみ思ひ出した。再びこの屋上に来て様々な物語をする事の出来る幸福感！　夢の様にかすむ遙なる地平線の彼方に白帆、霞に包れる安房の山々、心の何物をも忘れて語る一時、コバルトの空はあくまで高い。

　１１時終り学校に帰ると、みんな体格検査の話だつた。でも私は以外に前月よりみんな増してゐる、殊に体重は驚く程ふえた。これからも一層心身健全にして勉学できる様唯神に祈るのみ…。

5月11日　土曜　晴　体温36.4　脈拍76

　各班の班長さんが加藤病院へ、子宮癌の手術を観視〔ママ〕にゆかれた。助産婦女学校にて第１時の体操の時間にお庭へ出ると突然、病室の窓を開け放つてお庭を眺めてゐる婦人があつた。図らずもその方は我が村の国防婦人会分会長さんだつた。嬉しくて嬉しくて兎の様にぴよんぴよん跳ねたい様な胸をおさへつつお目にかかる挨拶を交し病状を承ると、もう大部快方に向い近く帰宅出来るとか、様々の物語をする中にも時は待つていない、元気でやりますと別れを告げた。この病院の純白のベツトの上に、病める身を静養して居らるる分会長さんの恢復を念願しつつ……この機会に恵れた喜！　夢の様な心地する幸福の日だつた。

5月12日　日曜　晴　体温36.5　脈拍78

　希望の朝を迎へました。柔い陽光は我が窓に流れ、待ちにし今日の喜を……朗に笑へば其の声は金銀の陽光に乗つて消えてゆく如く、そうして又清く優しいお庭のもみぢに一層美しく輝いてゐる。清掃されし庭園の池まで新しい希望を抱くごとゆかしい純白のつつじは甘い薫を漂はせてゐる。1週間の疲れを和く慰め明るく朝の強い励し、この１日がどんなに楽しい日だろう。懐しい友への便りに思ひを書ひては消して、伝ひ切れぬ言葉は後便に、元気で暮らしてゐますとそよ風にちぎつて乗せてやりたい。

5月13日　月曜　雨　体温36.5　脈拍75

　故郷の夢にうつつ、けたたましいサイレンに目を覚ました。外にはさ霧の様な春雨が我が窓の辺に煙つてゐる。助産婦女学校では広瀬先生の修公、具体的に例語をあげてお話下さるので本当に大好き。その中のお歌に「春毎に　咲くや　吉野の山桜

木を割りて見よ　花のありかを」……。修養のお講義、世の人々が敬い合ひつつ、優しい心美しい心を養ふことが第一で、慎しい日々慎しい生活を続けたいと念願する。寄宿舎に帰ると、まあ、机上に包！　これが憧のお洋服、みんな飛びつく様に包を開き、幼き子の様に高鳴る胸をおさへつつ手を通すみなのお顔は、リンゴの様な頬してほほ笑んでいた。

5月14日　火曜　晴　体温36.6　脈拍76

　第1時高林先生の育児、百日咳のお講義を聞く。最後にジフテリーの標本をお見せして下さつた。その中には重態となりて死亡した子の写真もあつた。実に病気って恐しいもの……前途に輝しい希望を抱きつつ新調した制服を身につけて勉強出来る私達は、どんなに幸福なんだろう。お昼の休にいそいそと制服姿で公園に出て臨時試験の勉強をなす。微風に薫る優しい夢の様なお花の前の芝生に、足を伸して共に学びゆく楽しい一時！　夕方帰る時ふと絣姿の乙女に出合ひ、里に育れし私には、一層懐しみを感じた。

5月15日　水曜　晴　体温36.5　脈拍74

　青葉薫る昨年の今日、佐倉陸軍病院を慰問した思ひ出深き日だった。ぽつかり咲いた白ばらの花、色とりどりのあやめ、芍薬を手に手に持ちて懐しい母校の友と訪れたあの日、微意乍らも卵を以て名誉の戦傷をなされた兵隊さんに感謝の言葉をのべ、お花を活けてあげた事も、もう1ヵ年過ぎて了つた。それより今日まで唯忙しく夢の様に過ごして了つた。一日一日と消えゆく青春時代、名残惜しい様な気がして……巡る将来……聖なる日々をどうしてあだに過ごせよう、ああ我等の重大な地位と責任唯努力！

5月16日　木曜　晴　体温36.5　脈拍75

　来信欄：懐かしき友　千代子様より嬉しい便り

　強い風にゆれる我が窓、ひゆうひゆうとうめく木々、さつと巻き上げられて飛びゆく、渦をまいては消えてゆく砂ぼこり、夢の様な花園の唯真白き芍薬をなびかせて無心吹く南風……。

　学校終りて楽し我が家へ帰れば、班長さんの真心こめて活けられた床の間のゆかしいお花、今まで蕾だつたのに、ぽつかりと咲いたローズのお花、優しく慰めて下さる無言のお花、そこへまた、懐しい友葛里さんよりの便り、嬉しくて嬉しくて兎の様にぴんぴんはねたい様な胸をおさへつつおいしい夕飯をいただく、唯感謝に充ち、又希望の朝をむかへよう？

5月17日　金曜　晴　体温36.5　脈拍72

　外には冷たい雨が降つてゐる。三橋先生の衛生学は大好き、簡にして要を得る、言語も明瞭で程度よく筆記も取れるし、又語りながら1時間たりとも新しい字はすぐ習つて覚えよと、勉強の仕方まで親切にお教へ下さる。私たちも先生の動くままに注目し、一心に説明を聞き要所要所を筆記する楽しい楽しい1時間だつた。看護婦学校終りて産婆学校では、加藤校長先生が胎盤について実物を持つて具体的な説明をしていただく、初めて見せていただく胎盤、実に驚異の目を見張り一層緊張の度をましお講義をきく。

5月18日　土曜　晴　体温36.5　脈拍75

　希望に起き室内の掃除をする。濃き緑葉をゆする朝の微風、新鮮な空気を心ゆくまで吸つて、雑巾に力を入れれば心も余計に清らかなる気がする。ああ今日も健康で学ばれると思う時、言葉や筆には現し難き感謝の念がしみじみと感じられる。

　看護婦学校の授業終りて町を歩いてゆくと、まあ？　我が村のお友達が2人偶然にも嬉しさに胸いつぱいだつた、健康の色に溢れたリンゴの様な頬をして、私を和く優とし慰め強く励ましてくれる友情は……美しいお花を買つて語り合ふ、時は許さなかつた、ただ健にと別れを告げ2人の姿を見送つた。それからは故郷や友の想像をしつつ、又助産婦学校へ歩みを早めた。

5月19日　日曜　晴　体温　脈搏

　和い光を放つ5月の陽光に微風の日和、お室の大掃除をなした。清掃した後の心よさ表しき難き好感。1時間ばかり試験勉強をなしおいしい昼食をいただく。午後12時半より教育会館にての音楽会、映画を見にゆく。みんな制服で正列して行つたせいか人々が注目してゐるらしかつた。場内満員でむせ返る様な人息れ、聴衆は今や遅しと待ちかまへてゐる。5時間にわたつて拝観し終りより5時半頃、班内一同にて千葉神社に参拝し制服新調の記念撮影をなす。帰る頃は淡い月影をいただき、楽しい1日を物語りつつ帰舎、感謝に過す。

5月20日　月曜　晴　体温36.5　脈拍75

　来信欄：父より便り

　和い日の光を浴びつつ合同体操、きりりとした制服姿のうら若い娘達は、りんごの様な頬をして清浄な空気を心ゆくまで吸い御指導を承る、…始だもので中々順序が分らない、静な静な微風は和く頬をなでてゆく。助産婦女学校では紀平先生のぴちぴち

としたロ頭試問には閉口した。その後また書き取り、暇をみては習つてある様にするが書けない字もあつた。寄宿に帰りて父よりの便りをいただく、読みゆく一字一字、まあ、有難い親の恩に感謝、その中にたつた一言、分家の義男さんの死去とあつた。受験を眼前に控へた私にはどうしやうもない、ああ天よ……。

5月21日　火曜　晴　体温36.6　脈拍74

　咲く花の臭ふ寄宿舎を後に学校へとく急ぐ。試験を目前に控へた私達、みんな一層緊張の度を増し思ひ思ひの所へ行つて暗誦しては書く。朝のそよ風に吹かれつつしんみりと勉強する。午後になると日が差し込むせいか蒸される程暑い……夕やみ迫る街頭を帰る懐しき寄宿舎に……おいしい夕食が楽しみだつた。試験勉強を続ける、清い和い月光が淡い光を放つてある、出来る限り続くまでやつた、1時半就床、どこかで一番鶏がときを吹いてある。静り返つた千葉の町を一層美しく輝かせてある御空の月。

5月22日　水曜　晴　体温36.5　脈拍73

　富金原先生がお出にならず2時間は試験勉強。塩田先生のお講義大好き、お洗濯の仕方を机上にて風呂敷やハンカチで手の練習をなす。土曜日には女学校にゆき実習をするとか？　一層嬉しくなりその時を想像していた。午後5時半より愈々不安な試験、夢中で暗誦していた骨盤の問題、高鳴る胸をおさへつつ精一杯書く、黒板に書かれる一字一字わかる事なら力強いが又不安にもなる、終るとほつと胸をなで下した。

5月23日　木曜　晴　体温36.2　脈拍72

　試験終りたる私達にはまだまだ不安が待つてある、学科目が多い上に、又加藤先生の試験時期不定の事……小田島先生も金曜の予定とかつて、第2時の授業終りて各班長さんがお伺ひに行つてくると、ないとおつしやるそうで、みんなほつとした。不安な顔も一斉に微笑に崩れて了つた。

　産婆学校にゆくと島先生が来週の木曜に試験、看護婦学校では百瀬先生がやつぱり木曜にやる。まあ、試験の2乗、責任は重い。本にしがみついて続く限りは努力する、お昼の休みもなしに唯読む書く今までの生活とはまるで変つた専門学校、仲々むつかしい、唯々努力！

5月24日　金曜　晴　体温36.5　脈拍72

　第1時自習、第2時より小田島先生お出になりお講義をして下さつた。1番先にお読みなさいと指名されたので、あまりの突然に"はつ"とした。目を回した。高鳴る

胸おさへつつ恐る恐る読み始る、胸の騒ぎが次第に沈み我なるを覚えた。第4時、始めてお出になつた田口先生、言葉が明瞭で具体的にお講義して下さった。一層張り切つた先生の一口一口が余りなく、みんな喜んで気持ちよく勉強できた楽しい一時だった。紀平先生が試験の答案を返して下さった、恐る恐る開いてみたら以外！　嬉しい様な不安な様な心で一杯、尚一層、努力、せよ、と心に鞭あてる。

5月25日　土曜　雨　体温36.7　脈拍73
　来信欄：小包届く
　外には無情な雨が激しく飛び石の上に落ちては、はね返つてゐる。第3時より予定の家政女学校へ洗濯実習に出かけた。少し揺れる汽車に身を託して、窓越に外の風景を眺むれば大自然はもう著しく変化してゐる。明るい色を見せて熟しかけた麦は重なる穂をなびかせてゐる。小川のほとりの早苗も夢の様な緑を見せて雨に濡れてゐる、懐しい故郷の田圃を思出しつつ……。
　停車するが早いか女学校目ざして雨の中をかけ出した、雨風に抵抗しつつ辿り着くと優しい先生はお迎へ下さった。明るいお室に案内されおいしいお茶菓子に舌づつみをうつ。お洗濯場にて親切な指導を受け、糊をつけ、アイロン仕上をなす、今までとはすつかり変つたカバーを手に手にほほ笑みつつ先生の御心盡に感謝す。帰る頃には垣の下にさくローズの薔薇に、夢の様な雨がやわらかく煙るが如く注いでゐる、ああ雨の日の幸福……？

5月26日　日曜　晴　体温36.5　脈拍72
　発信欄：東京と故郷、伊藤さんへお便り
　微かに青葉の梢を弄ぶそよ風には最早初夏の触感を覚えます。故郷の儚い夢よりさめて逝く春が何故か名残惜しい。時折頬をなでてゆくそよ風に呆然とたたずみました、白い儘の日記……
　心の中に堆積した誰彼への御無沙汰、そして夢の如く流れる月日、うら若い青春時代は孤独と寂漠と消えてゆく慌しさにどうする事も出来ない私……ゆかしく活けられたカーネーションに、優しく慰められ、強く励されて、センチな心をちぎりて微風に乗せてやり、生れ変つた様に一層試験勉強をやらう、心ゆくまで！

5月27日　月曜　晴　体温36.5　脈拍72
　暮春の太陽は万遍なく朝の公園の広場を照してゐる。身軽な制服に朝の体操、心ゆくまで深呼吸をなし心の何物をも精算して、指導して下さる方の動作に視線をそそぎ

国民体操をなす。家政女学校の生徒が手に手にお花を以て陸軍病院の慰問にゆくらしい、みんな、いそいそとして先生に引率されてゆくのだった。丁度海軍記念日だったので、意義深き感謝を捧ぐる記念の日だった。茂木先生が軍服姿に身を固めて、少し記念日のお話をして下さって、第二国民たる私達の使命をお諭し下さった。

5月28日　火曜　晴　体温36.3　脈拍75
　看護婦学校で校長先生の修身のお講義、礼儀について親切に具体的にお話し下さった。女なればふとした事の様でも、普段の行が長くの習慣になるから細心の心掛けが必要である。上品な言葉使ひ態度にて接し、容儀は端正にして、修養をつみ人格を高めてゆかねばならぬ、「九思一言」恥を知れ、運命は自分の手で開け、希望に起き感謝に眠る。限りなきコバルトの空の如く一層向上を計り努力を尽くそう。故郷の方ではもう農繁期に入り忙しく働いてゐる事だろう。

5月29日　水曜　晴　体温36.5　脈拍72
　来信欄：父より返信
　寄宿舎に帰ると父より便り、嬉しさに溢るる胸をおさへつつ封を切る。もう家の方では農繁に入り畠には熟れかけた麦、田圃では田植えの準備、暇なく働く父母の様子がありありと偲れる。力強い激励の言葉、唯感激に溢るるのみ……どうして不平を言つたり怠けてゐられやうか。お食事の時織田先生のお懇なお心盡し、有難く頂戴してお室に帰る。試験前夜なので出来得る限り勉励す、２時就床！

5月30日　木曜　晴　体温36.4　脈拍73
　いよいよ試験の日が訪れた。日頃の勉強ぶりを発揮するのだ、何だか不安でたまらぬ。疾病予防の先生がお出にならず２時間自習、思ひ思ひの所へ行って一生懸命暗誦をする。午後第２時、百瀬先生、２０分ばかりで簡単な臨時試験をなす、思ふ様に手が動いた。
　助産婦女学校では２時間に亙つて試験１０題、仲々難しくて苦手なのもあつた。今まで苦労してゐたせいか終ると、すつかり極楽の世界へでもつれて行かれる様な心地で夕風にそよがれつつ寄宿舎に帰へる。

5月31日　金曜　晴　体温36.4　脈拍73
　名残なく暮れゆく春！　天地万象は著しく変化し日々伸びてゆく、夢の如く唯忙し

く過ごして了つた。過去を反省し積り積つた予習復習の各学科目、でき得る限り励まう。伊藤さんよりの便りもう来る頃なのに？　どう過してゐるか案じつつ嬉しいお返事を待つ。加藤校長先生が口頭試問をした、もういつ問はれるか分らぬ。外の人が答へてゐる時も不安で一層胸がときめく。みんな夢中でノートをめくつたり本をひろげたり実に恐しい様な気もした。

６月

６月１日　土曜　曇　体温36.4　脈拍72

　興亜奉公日。故郷にゐたあの頃毎月の１日と１５日、あけ月の影をふみて鎮守様のお掃除をした。今更思へば１０数名の私達娘子軍は清掃の後、四辺の静さを破つて振鈴の音を響かす。あの時代ももう夢の様に消えて了つた、うら若い青春時代もかくの如に消えゆくのだ……。

　第３時より、家政女学校へ運針ばり等の実習にゆく。小幡先生体操の時間に縄跳の運動、病院に附そひの方や看護婦さん等みんな窓より顔を出して面白さうに私達の動作をみて喜んでゐるらしく。

６月２日　日曜　雨後晴　体温　脈拍

　緑滴たる懐しき故郷にとく急ぐ。無情な雨は一入(ひとしお)一人旅の私に激しく落ちてくる。下車してより４キロ余の道を包かかへて帰る私に何の罪かしら、全身汗と雨に濡れて漸く辿りし我が家……我が愛好のあやめ、ばら、つつじ等今を盛りと咲き誇つてゐる。銀の水玉はぽつりぽつり地に落ちてはしみ込んでゆく。

　久しぶりに訪ふ我が家、健にて過せし皆の顔、嬉しいような懐しさ有難さでいつぱいだつた。私を思ふ親心をふと目前に浮かべたら、送られし小包の礼をいふ。早速父に船橋まで洋服類を作つて戴くため行つて戴く、何もかも唯世話になるばかり限りなく保護して下さる父母に唯感謝！

６月３日　月曜　晴　体温　脈拍

　３時起床。母の心つくしのお赤飯を戴き皆に見送られて家を出た。懐しき我が家を後に寄宿舎目ざしてとく急ぐ２km許り来た所でむら雨に襲れ、どうにも身動きも出来ない程だつた。びちやびちやとはね上る雨は私の背中の方まで泥がついて了つた。何ていやな雨だろう、お花を以て片手で着物をおさへ、この儘雨と戦ひつつ１０分ばかり歩くと小降りになつてきた。見る見るうちに青空がひろがつて忽ち一変した快晴の日になつて了つた。１時間半も歩いて漸くプラツトホームに辿りついた、送つてくれた弟と別れ車中の人となつた。燃々と輝く朝日はまぶしくガラスに反射してゐる。７時寄宿舎につく。全身玉の様な汗を流し相当つかれを覚えた、又元気をとり戻して登校の準備をなす。

6月4日　火曜　晴　体温36.5　脈拍73

　発信欄：故郷へ礼状

　初夏の太陽は万遍なく都を照してゐる。朝風に吹かれながら登校、学生の多い本町通りは一層人で一寸の絶間もない。高林先生の育児講義、要点がよく分り言語は明瞭でみんな楽しみにしてゐます。一寸の休み時間に飛行機の宙返りを見つけ、先生と総動員で窓辺に出て見つめつつ語り合ひました。楽しい一寸の休息何よりでした。夜、家より持つて来たお花、班長さんに活けて戴きみんなで心を慰め、ゆかしい薫をただよわすあやめ……窓辺より涼しい夜風が我が頬をなでる様に、楽しい夜の一時。

6月5日　水曜　晴　体温36.2　脈拍72

　看護婦学校にて午後2時前後にわたつて三橋先生に診察していただく。異常なしとの言葉、ほつとした。2年生の方々もみな仕度をなし受診するらしかつた。助産婦学校にて看病に来ている同村の藤縄さんに会ひ本当に嬉しかつた。力強い激励のお言葉、無量の感に打たれつつもう時間！　お別れして教室に入る。むし暑い様な初夏のお室にたまたまさーつと吹いて来るそよ風、夢心地する、うれしいやうな風にお礼を言ひたい様な快よさ。もう故郷の方では田植を眼前にひかへて寸暇もなく働いてゐる事だろう、さあさあ、努力！

6月6日　木曜　晴　体温36.2　脈拍73

　楽しい思出となる写真！　漸く手にする事が出来た。1班揃つて制服姿にて撮影、みんな一寸の隙もなくゆかしい優秀生なお顔で若々しさ。いきいきした前途に大望を抱きつつ喜にみちみちてゐる皆々様の面影いつまでも永遠に残る……ああ責任は重い。技芸の熟達、人倫道徳の修養をしそれを実行せねばならぬ。実力真価が発揮されてこそ人から敬れる人物となれるのだ。

6月7日　金曜　曇　体温36.1　脈拍74

　小田島先生お出にならず2時間自習。田口先生、寄生虫の症状、経過、害、予防とか駆除についてお話し下さつた。各種の薬剤をお見せ下さつた。助産婦女学校では、紀平先生がお出になつて又、第2回の試験日を発表なされた。みんなほつとして胸をなで下した。恐しい様な気がして不安で、私達は又、水曜日には兼巻先生の臨時試験もあるし、外の予習復もしなければならぬ、いくら勉強してもしても足らぬ、尚一層励まう？　希望にもえて！

6月8日　土曜　晴　体温36.5　脈拍72
　　金剛石も磨かずは　玉の光も添はざらん
　　人も学びて後にこそ　まことの徳はあらわれる
　　時計の針の絶間なく　めぐるが如く時の間の
　　日かげ惜しみて励みなば　いかなる業か成らざらん
　　水は器にしたがひて　その様々になりぬなり
　　人は交る友により　よきにあしきにうつるなり
　　おのれに優るよき友を　選び求めてもろともに
　　心の駒にむちうちて　学の道に進めかし

強く正しくにこやかに　上見て学べ下見て暮せ
努力の前に不能なし　論で負けても行でかて
長所と交れば悪友なし　話し上手にきき上手
己には克つて人には譲れ　焦るな休な怠るな
向上の一路に終点なし　仲よく働け笑つて暮せ。
実行！　実行！　にこにこと。

6月9日　日曜　晴　体温36.4　脈拍74
　　来信欄：小包届く　　発信欄：　故郷へ一報
　１週間の慰安であり休息は又朝の準備、けれども何の暇もない。届いた小包を開けばかねてより念願の洋服とスカート、思はず一人微笑に崩れた。慈愛深き父母の思にしみじみ感謝し悦の便りを書く。午後３時半より齋藤さんと写真をとりにゆく。広大な空の一隅より湧き出た一抹の雲は、コバルトの空を見る見るうちに覆ひ、遠くで雷の音が響く帰る頃には、相当大きな雷鳴ものすごいいなづま、帰舎した頃にはもう大粒の雨が忙しくふり出し忽ち時雨となつて了つた。急いで雨戸をひく、楽しい一日の日曜ももうさらば。

6月10日　月曜　晴　体温36.2　脈拍73
　柳沢先生お出にならず１時間自習。小田島先生がお出になり身体検査をなす。著しく体重の増したのびつくりされた。時の記念日、茂木先生がいろいろの講話をきかして下さつた、でその中に１時５４分のサイレンの合図に合せて一同は、伊勢の皇大神宮に御参拝遊ばされる天皇陛下を遙拝（ようはい）、１分間の黙祷を捧げた意義深い１日だつた。そしてその後、時局下に於ける国民の覚悟や時の貴重な事にくれぐれもお講話していただいた。

6月11日　火曜　晴　体温36.5　脈拍74

　看護婦学校より助産婦女学校に来ると、同村の藤縄さんがベットの上より顔を上げて外を眺めていらした。私が入つてくるのをすぐ見つけ、私も飛びつく様にして行く。大部良くなり心から喜んで下さつた。付き添ひの見しらぬ方と看護婦に守られつ、久方ぶりでお目にかかれた。様々の話をしてゆく中に、ふと私の母校の恩師小坂先生が昨日病院へ診察にお出になつたとか？　まあ？　あの先生がと一人で驚いた。お目にかかれたらと思へば尚更懐しい……しかし、時は待つてはみない明日は臨時試験、全恢の日を祈り名残惜しくも別れなければならぬ。藤縄さんは私の見えなくなるまで、いつまでもいつまでもベットの上から見送つてゐた。

6月12日　水曜　晴　体温36.5　脈拍74

　兼巻先生の試験、刀の消毒と整理、煮沸消毒の注意皆講義中の問題を入れてむつかしかつた。高鳴る胸をおさへつつ答案を書く、この時の悦を得るのも皆不断の勉強にあるのだ……。試験のすんだあとほつとした、だがまだまだこれからなのだ。紀平先生の試験も眼前に迫つてくる、健康にて勉学できる悦を感じつつ……。

　ベットの上に静養中の藤縄さんにあやめの花束を買つてお見舞に上る、授業の始る前暇を見てお目にかかる。藤縄さんも心から喜で下さつた。髪を三つ編みにして、小じんまりとしたお室の中には鉢のなでしこがほのかに薫つてゐる。見知らぬ方が傍にいらつしやる、その方にお花を活けていただいて私に激励のお言葉を下さる。

6月13日　木曜　晴　体温36.5　脈拍72

　　　　明日
　明日が来る　　カーテンのかげに
　甘いにほいをよせて　　明日の陽がそうとのぞく
　今日の愁いを忘れよう　　明日のゆめの楽しさよ
　カーテンのかげに明日が笑つて居る様に。
　美しき心と知りて尚嬉し　　この押花にその香染むごと
　姫祭る御社紅し海棠花。

6月14日　金曜　晴　体温36.5　脈拍73

　朝はふたたびここにあり　　朝はわれ等と共にあり
　埋れよ眠行けよ夢　　隠れよさらば小夜嵐
　諸羽うちふる鶏は　　咽喉の笛を吹きならし

けふの命の戦闘の　　よそほひせよと叫ぶかな

　小田島先生お出になり尿の試験法について実験して見せて下さいました。試験が眼前に迫り1時過ぎまで自習。一番鶏の声に驚いて床につく、夢にうつつ……間もなく激しい地震にふと目をさます、静り返った夜中の一時、眠れそうもない。

6月15日　土曜　体温36.3　脈拍72
　来信欄：懐しき母校の恩師　小坂先生より優しいお便り
学校より帰ると偶然にも懐しい懐しい母校の恩師、小坂先生よりお便り、取る手遅しと封を切る……夕暮ほのかに浮び咲く月見草の一枝、夢の様にほのかに甘く薫る小路を通勤なされる先生の、御心こもれるお便りには、一人心を打たれました。

　　　　浮世の望み
　　雲の間に間にちらほらと　　まばたく空の全乙女
　　澄んだ瞳に慈愛をこめて　汚悪の下界に平等に
　　瞳を落す　お月様　空の歌姫君の星
　　ゆけるものなら清浄の　夜空に長く天の川
　　渡ってあなたになりたいの

6月16日　日曜　曇　体温36.5　脈拍73
　発信欄：故郷へ一報
　　黄昏よ薄明よ　　やわらかき霧と潤ひ
　　麗しの涙ととけて　　我胸の野ばらは匂ふ
　　黄昏よ薄明よ　　熱き瞳愁ひに濡れて
　　紫の糸をたぐれば　　双頬に情はもゆる
　　黄昏よ薄明よ　　優しきは汝の言葉
　　愛しき汝の息吹　　ああ汝不滅の生よ

6月17日　月曜　雨　体温36.4　脈拍75
　朝まだきより雨の音を夢の様に聞いてみた。眼前に迫つた試験、無事に過ごせる様にささやかな祈を込めた、刻一刻時は流れる。雨は変らず降り続いてゐる。看護婦学校終りて助産婦学校にゆく。いよいよ迫つた黒板に書かれる1字1字胸のときめくのを覚えた、1題1題片付けてゆく、不安も次第にきえてゆく……。

授業終りて帰ろうとすると、窓より顔を出して藤縄さんが招きをするので、飛ぶ様にして行つて見るとそのお室に、我が母校の恩師の小坂先生がいらつしやる……突然夢の様に胸がいつぱいでもう言葉が出ない位……落ち着く中に話してゆくと、先生は１９日に開腹手術をなさるとか？　唯驚くばかり。

６月１８日　火曜　晴　体温　脈拍
　来信欄：葛里千代子様よりお便り
　花里先生のお言葉により戦線への慰問文を綴つた。加藤病院にて帰りかけ、又小坂先生にお目にかかれた。先生は明日の午前７時より開腹手術をなされると御言つていた、私には申し上げる言葉が出なかつた。いつも丸々と太つて活々した明るい快活な先生が、並々ならぬ体にて手術を受ける身になつたとは、顔もいくらかやせてはゐるが落ち着いていらつしやる、何という事なのだろう、心の不安はどんなであらうか？
　苦痛に感じる事だろうな少しも女々しい態度は表さぬ。この世にただ一人の信頼してゐた先生が、どうしてこの苦痛を分けて上げませうか？　思ひは及ばぬ、すべて天に任せて早く全快回復を神かけて念願するのみ。

６月１９日　水曜　晴　体温　脈拍
　来信欄：父より便り　　　発信欄：葛里様へお返事
　故郷より懐しい便り。田植も麦刈も益々進んで皆元気、旺盛にて過してゐるとの事ほつとした、一人微笑んで了つた。爽な朝、大学をめざして９名の一行は出発した。やがて辿りつきエレベーターにて４階の小児科まで上つた。実に申し分のない設備、無言の教訓が何程あつたか唯驚異の目を見張つた。やがて先生がお出になり屋上へ御案内して下さつた。心地良きそよ風に吹かれ乍ら、海、数しれぬ家並、田圃、大自然の美しさ又、偉大なる人工美、たたえずにおられなかつた。それから調理室にて実習に取りかかる。実習つて本当にいつものお講義ばかりきくより実際にやれば、消毒器も、作り方もその要領をえた。此の時しみじみ見習しつつ学校に出る看護婦さんが美しかつた。

６月２０日　木曜　晴　体温３５.６　脈拍７４
　清い十五夜の月！　東の彼方より一抹の雲間に顔を出し始めた。見る見る中に、全姿を現し美しく和く下界を照してゐる。慌しい今日の試験に強く胸を打たれ、いくじない自分をどうする事も出来なかつた。数多い学科目故、遂目を通し損ねて白紙の答案……生れて始めて覚えたのだつた、残念なやら悲しい様な、努力の足りぬ不足な自分に恥じ入るばかり、ああ神よ如何にすべきか一掬（いつきく）の涙をそへて幸福殿にお導き下さるや、心の何

物をも精算して健康にて楽しく限りなき学びの道に励まさる様、唯神に祈るのみ。……

6月21日　金曜　晴　体温　脈拍
　　黄昏よ薄明よ　　やわらかき霧と潤ひ
　　麗しの涙とどけて　　我胸の野ばらは匂ふ
　　黄昏よ薄明よ　　熱き瞳愁ひに濡れて
　　紫の糸をたぐれば　　双頬に情はもゆる
　　黄昏よ薄明よ　　優しきは汝の言葉
　　愛しき汝の息吹　　ああ汝不滅の生よ

6月22日　土曜　晴　体温36.2　脈拍73
　4時半起床。朝の新鮮な空気を心ゆくまで吸ひ5時半まで本に目を通す。あたりにはさ霧が一杯に漂つて模湖〔ママ〕としてゐる、ああ朝の幸福つて……お庭の植木も伸び伸びとしてゐる、此の時しみじみ故郷を思ひ出した。朝もやぬれた田の畦に草刈をしたあの頃……もう皆思出と成つて了つた。我が頬をなでてゆく朝の涼風に、健やかにゐますと一言、この思ちぎりて風に乗せてやりたい。都会にすみて懐かしい蛙の声は限りなくひびく今宵、東の彼方より美しい十五夜の月は、望でもありそうに上つてきた。悦びに充ちた土曜の今宵。

6月23日　日曜　晴　体温36.5　脈拍73
　快晴の日……懐かし母校の恩師、ベットに病める、小坂先生をお見舞い……あんなに健康な先生が病苦に悩むとは？　本当に夢のごと、おやさしいお母様、お姉様……看護婦さんに見守られつつ安静をとつてゐる。どんなに痛切に感ずる事なんであらう長い長い一日を過ごす身は……でも先生は非常にしつかりしていらつしやる。様々のお話を交している中、ああ本当だわとうなついた、看護法で習つた病室や病床、看護法は本の如く何もかも有意義にしてある。しかしベットの上にやせたお顔で安静にしていらつしやる先生を思へば、とめどなく瞼のあつくなるを覚えた。

6月24日　月曜　晴　体温　脈膊
　心よい朝風に弄ぶ青葉の公園に出て池の畔にたたずみ、池の面を見渡せば、ローズ色のスイレンが二輪ゆかしく咲いてゐる。夢の如きつぼみがぽつかりと水の上に浮いてゐるのは本当に可愛い。少し池の畔をさまよつてみると、班長さんがお帰りになられた。飛びいく様にかけよつてお迎ひした、ふと言ひしれぬ嬉しさがこみ上げてき

た。県庁の方々と共に国民体操、一層身を鍛へ心を清めて今日の授業を受ける。藤縄さんよりお見舞いのお返しを戴く、又感謝の宵を迎へた。

6月25日　火曜　体温　脈膊
　　　　ゆり
　　母をおもばす花ならば　　終日終夜ながめ懐しむ
　　君を匂はす花ならば　　　しじまの夜を胸に抱く
　　若き命の花ならば　　　　そのうるほいに頬寄する
　　白く気高き花ならば　　　こころ秘にうたわるる。

　月の宵一人起きみて懐かしき恩師の許に、便り書きけり。懐しき我が友、伊藤さんがお父様とお出になられた。久しぶりに病状を承る、赤々としたリンゴの様な頬してゐてまだ余り宜しくないとか、すつかりお道具を持つて帰られた。ああ、あの別の悲しさ、唯全恢を祈りて。

6月26日　水曜　晴後雨　体温36.5　脈拍72
　午前中自習。半数大学へ調乳実習にゆく。しーんと静り返つたお室には心地よく朝風が入る、心の何物をも精算して復習をなす。午後より、今まで晴れ渡つてゐた青空の一隅に一抹の雲が次第次第にひろがり見る見る中に、一層大空を覆つて了つた。2時間ばかりお講義を受けてゐる。
　やつと拵〔ママ〕へてゐた様な低い空からぽつりぽつりと落ち始めた。大急ぎで助産婦学校にゆく。いやといふ程むし暑い、風も相当激しくなつて来た、仲々快晴の日ばかりは続かぬ、雨の街路を歩みゆく我等の心は……。

6月27日　木曜　雨　体温36.4　脈拍73
　来信欄：父より便り
　昨日より降り続きし雨は限りなく落ちてくる。雨の日の街を下駄をはいてからこんからこんと歩む我等……幼き頃をしみじみ思い出して……ああ故郷の友はすつかり便りも絶えて、嫁ぎゆく今如何におわしますかしら？　心ひそかに偲ぶ私の心……■も歌もない雨の日……学校にとく急ぐ。
　午前中は自習、雨は変らず池のスイレンに落ちては波紋を書く。鯉は尾をふり立て、嬉々と泳ぎ廻つてゐる。夕方懐かしき寄宿舎に帰ると故郷より便り、兎の様にぴんぴんはねたい様な胸をおさへつつ封を切る、何物かが秘められてあろう…

6月28日　金曜　晴　体温36.6　脈拍75
　どんより曇つた朝の都路をいそいそと学校にとく急ぐ。ふと大和橋までゆくと、パチンパチンと軒から軒へ売り歩くお花屋さんの籠の中には、夢の様なグラデオラス、白百合、菊の姿やさしくゆかしいお花……ああ、あのお花……心の何物をも忘れて見取れた。先週の日曜に、やつぱりローズとグラデオラスと白百合、撫子とを以て先生をお見舞いに上つた時を思ひ出して、すぐ飛んで行つてベツトの上に静養なされる先生をお慰めしたらと感慨無量だつた。先生は今頃どうしていらつしやるかしら、と、又あのお花屋さんを見つつ。

6月29日　土曜　曇　体温36.2　脈拍73
　　来信欄：躍進届く
　朝まだきより、又鬱陶しい雨がぽつぽつ大きなアジサイの葉に落ちてゐる。朝の行事をすませて登校。さ霧の様な小雨が煙つてゐた。午前中第1、第2時の授業は先生お出にならず自習。1日の授業も終り放課後、藤縄さんがお呼びになつたので走つて行つて見ると、小坂先生をお見舞いに母校の恩師江口先生、河島先生がお出になつたとの事、早速紹介して戴き暫くぶりにてお目にかかる事が出来た嬉しさ懐しさでいつぱい、無量の感に打たるるのみ……また時間も許さないので、簡単に挨拶だけして別れねばならなかつた、でも偶然の幸福！

6月30日　日曜　曇　体温36.3　脈拍74
　　かたちもあらで咲く花は　うす紅のまぼろしか
　　北支の土を朱に染め　護国の鬼と散る華の
　　手柄をかたる肩章し　ありにし日頃口癖の
　　歌は無色の絵となりて　朝な夕なの夢うつつ
　　ひかりもあらで輝くは　男の子の誉さくら花
　　山脈ゆるくひく眉の　そこはかとなき薄明り
　　南の空が恋しとて　雲もほのか揺れてゐる
　　まして月の夜はろばろと　三歳還らぬふるさとの
　　風が灯影で　呼ぶものを
　　さやさやと岸の真菰に波よせて、風の姿の、見ゆる朝かな。

7月

7月1日　月曜　晴　体温36.5　脈拍73
　発信欄：葛里様へお便り
　我が窓にさ霧がすりよる如く煙つてゐる。5時半起床。畜産試験場にゆくので一入希望も増す。元気溌剌として出発す。朝もやぬつた街頭をいそいそと歩む。漸くたどりつき小田島先生のお出を待つ。静な静な森に囲れたる畜産試験場、新鮮な朝の空気を心ゆくまで吸いて友と物語る。先生もお出になり案内されて至る所見学させていただく。見るもの聞くもの皆珍しく又有意義な一寸の余りなき清光なる場内、驚異の目を見張つた。芝生にはしつとりと朝つゆにぬれて銀の雫がふめば落ちる、行儀よく植えられたヒマワリ或は園の草花美しく咲き誇る甘き薫を漂せてゐる。あらゆるものを見せて戴いた中に、角のない珍しい牛を見た……。次に今度は水道局見学に歩みを進めた。郊外に出て小川のほとりを辿つてゆく霧はすつかり晴れてむし暑い、太陽はさんさんと輝いてゐる。

7月2日　火曜　晴　体温36.4　脈拍72
　朝からむし暑い、もう夏も深みすつかり一変した天地万象。学校にゆき試験日発表の報を聴きほつとした、真剣な努力をせねばならぬ。看護婦学校の帰り村の友、宮崎さんに突然あつた。懐しい嬉しいのでいつぱいだつた。聞けばお母様が3月末より体が悪く入院なさつたとか？　まあ何て事でせう、何の言葉も出し様のない位驚き入つた。でも、御大事にとの言葉に別れねばならなかつた。本当に何て事なんだろう？ままならぬ浮世にため息をつく。加藤先生のお時間に試験……不安で生〔ママ〕がいがなかつた。どうやらと思つたら講義中の希望について書くのでほつとした。

7月3日　水曜　晴　体温36.3　脈拍73
　　水茎のあと麗しき　　玉章秘めし絵封筒
　　みずくき
　　交せし文の幾度か　　二人を結ぶ友情の
　　絆は嵐にふつりと　　儚く切れし夢の後
　　今は帰らぬ遠き人　　君が最後の絵封筒
　呼べど声なき夜のしじま

日の本の誇りとやせん黒髪も
　　　大和魂　かよいて　をれば

7月4日　木曜　晴　体温36.5　脈拍72
　　　雲の間に間にちらほらと　　まばたく空の全乙女
　　　澄んだ瞳に慈愛をこめて　　汚悪の下界に平等に
　　　瞳を落すお月様　　空の歌姫君の星
　　　ゆけるものなら清浄の　　夜空に長く天の川
　　　渡つてあなたになりたいの

7月5日　金曜　晴　体温　脈拍
　　加藤助産婦女学校にて校長先生のお時間に、問診・測診・聴診・触診法の実習を見せていただいた。

7月6日　土曜　晴　体温36.5　脈拍72
　　私達の強行軍、あつらへ向の好日和、そよ風に吹かれつつ希望にもえて並行く我等の一行は、小幡先生の引率にて汽車に身を託し、到着してより半道ばかり徒歩、いよいよ目的地つく。田圃道の一寸した森陰に石碑が立つてゐる、先生の号令により一同うやうやしく敬礼、感謝の黙祷を捧げすぐ帰途につく。青々とした稲田を渡る涼風に吹れつつ田圃道を歩む色とりどりの日傘に、白と紺の洋服で並行く我等を、みな立ち止まつて見てゐる。これから五里の道をはるばる強行軍、手も足も、やや鋼のようになりて黙々ともゆる太陽の下をいそいそと歩む。様々の田辺の風景、異郷の果樹園等皆珍しかつた。三里ばかり歩き八幡神社に参拝後、おにぎりを戴き棒の様になつた足を引きずりて、とうとうバスに身をたくし6時過帰舎！

7月7日　日曜　晴　体温36.5　脈拍73
　　発信欄：お里へ便り
　　6時起床、朝から涼風が吹いている。昨日の疲れがいささか残りてまだ足がほとつてゐる。しかし、この位の事何でもないのだ、すつかり張切つて受験勉強しなければならぬ。今日は事変三周年の意義深き日なのだ、第二小学校でも生徒達が先生のお講義をきいてゐる……。一層緊張の度を増し、ひたすら努力せねばならぬ、拙き我が心にむち打ちて、尚月日の進むと共に向上せん。其の身正しければ其の影曲らず、賢実の道を辿り向上の一路に邁進せん。

7月8日　月曜　晴　体温　脈拍
　来信欄：葛岡千代子様より嬉しい便り
　いよいよ試験場に臨む日は訪れた。修身礼儀についての問題、でも大体書けただろう？　助産婦学校では、胎児心音の聴取実習、初めて、何だか恐ろしい様な気もした。でも実習はほんとに身につく様な気がする。夕方帰りに横町へ入つてから、1人の老婆が重い大きな包みをさげて、やつと歩いてゐるので行先を訪ねて、佐久間さんとその包を目的の家の近所まで持つて行つてあげた。そのおばあさんは非常に喜んでいた。その帰る時の心、口に表しがたき心持であつた。懐しき寄宿舎に帰ると懐しい友、千代子様の便り、封を切るより早く、まあ中には優しい友の面影、手にとるが早いか喜びに崩れた。

7月9日　火曜　曇後雨　体温　脈拍
　不安な細菌学の試験も終りほつとした。だがまだまだこれからだ、大いに頑張れと心にむち打ちて……助産婦学校にての帰りふと、病室の窓に恩師小坂先生が待ちうせてゐた。早速挨拶し御容態を伺へば、もうすつかりよくなり明日は退院との事、嬉しさ懐かしさいつぱいだつた。前とは違つてすつかり元気、何処となく歓喜に溢れていた。だが最後のお別れと思うと、自分の心をどうする事も出来なかつた。御別の挨拶を交し、唯健にと念じつつお別れ、幾度も幾度も後をふり返つてもう本当のお別れ……心のやり様がない……。

7月10日　水曜　曇　体温　脈拍
　発信欄：葛里様へお返し
　三橋先生の不安な衛生学も漸く終り、ほつとため息をつく……。帰り道ふと産婆学校の門前にて、恩師小坂先生に出会つた嬉しさ。もうすつかり病後の様子もなく元気なお顔を拝される嬉しさでいつぱいだつた。すぐ退院！　もうお帰りになられるのかと思ふと嬉しさ、また懐しさ、一方には淋しさがこみ上げて来た。お別れしてより、帯を結んだ先生の姿をいつまでもいつまでも見送つた、そしてその時の私の心……思へば早きもの6月17日の入院で19日に手術しもう恢復し退院とは、たつた一度一輪の白百合を以て御見舞に上つたあの日の事等、せめてもう一度もお見舞すべきだつた、通つた嬉しさに取まぎれ失礼し先生に対してどうする事も出来なかつた……。

7月11日　木曜　曇　体温　脈拍
　どんより曇つた欝とうしい日が続く。8日より降り始めた雨は俄に降り注いては、

またぱったりどこへやら止んで行って了ふ。都の路を歩み行くにもうお盆の迫ってきたせいか、すっかり盆の準備を整へ居先にかざられた新盆用具など実に目を引きつける様に飾られてある。苦手な解剖学左の如く目を通さなかった問題で実に閉口した。

　それにまた、島先生の試験、たった１時間の余裕でこれらの細微なる物を調べるので皆の顔は緊張の度がありありと目に見える。いよいよ時間、でも良かった、やっぱり神の守りありてか大体書けた嬉しさは、口筆〔ママ〕に現しがたいのだった。

７月12日　金曜　曇　体温　脈拍
　実習と学説の非常に良い人で１０点、下調べせぬ皮肉な問題を出されみんな閉口した様だった。了った人より先生の所で実習を受く、くじ引いてみんな出たのを恐る恐る包帯をなす。産婆学校よりの帰り道ふと椎名先生に出会ひ突然なのでびっくりした。思ひもよらぬ一時、うす暮ぬつて光のもれる家々、人通りのはげしい道だった。一時だけ挨拶を交はし元気溢るる先生のお顔を拝し、また別れねばならなかった、自転車にて我が村より千葉第二小学校へ通ふ先生の勤めは容易でない。今から五里も先の故郷へ帰る先生"健に"と、かく念じて。

７月13日　土曜　曇　体温　脈拍
　来信欄：故郷よりの便り
　朝から温〔ママ〕の様な雨が煙つてゐる。試験ももう１週間なのだ、苦労してはため息をつく、何の事なく夢の様に過ぎゆく。かの如く月日と共に我等も一層進んでゆかねばならぬ。森川先生の栄養のお講義をきく、お弁当の話は仲々おもしろかった。１１時１０分ばかりにて先生は都合悪くてお帰りになられた。すぐ、おいしいお昼に舌つづみを打つ。後の１時間の昼休み、真剣で生死を忘れ徹底的に勉強す。恐ろしい幕は上り先生の書く一字一字にせんりつをおぼえた。

７月14日　日曜　晴　体温　脈拍
　もう何もかも忘れて、試験勉強。朝の空気を心一杯吸つて、庭園の木陰にたたずみ薬物学の暗誦、仲々むつかしい。まだ余り見た事も習つた事もない薬物、幾度も幾度も目読す、お食事をすませて。

７月15日　月曜　体温　脈拍
　来信欄：小坂先生より懐しき便り
　昨日勉強した甲斐ありてか、一番苦手な薬物、以外にも丁度勉強した所、神のご加

護かしら思の様にペンを走らせる事が出来た。家に帰ると懐しい先生よりの便り、すつかり御健やかになりて、4、5日したら学校にお勤めになるとの事、思はずほほ笑み早速お返事を書く。

7月16日　火曜　曇後晴　体温　脈拍
　発信欄：小坂先生へお返事
　試験準備に朝まだきより大自然の空気を一杯吸つて庭園の一隅の石に腰を下す。静な静な朝……心の何物を精算して熟読。ふと小学生の新聞配達が来る。都会生活とはいへ割合閑静な所だ、あたりの草木も微かな朝露を抱いて生き生きと花の色、葉の色を一層美しく見せてゐる。又納豆屋さんが来る。これも矢つ張り生きた物には役があるのだ、60歳以上かと思はれる老人が、町から町へと叫びて朝の商……私達も励まねばならぬ、子どもでも老人でも皆働いてゐるのだ。その中に6時のサイレン、また、再びお室に帰りお掃除をなす。

7月17日　水曜　晴　体温　脈拍
　いよいよ先が見えてきた、疲れ切つた棒の様な足を引きづり乍ら帰る。お腹のすいた所……いただく夕飯に舌つづみを打つ、そしてお洗濯もそこそこ試験勉強、蚊帳を吊りてその中に机を入れ電燈の下にペンを走らす。うつらうつら眠気がさす、目を覚さんと洗面にゆく、窓にたたずみ外を眺むれば月は清い光を放つてゐる。ああこの月光を讃美する暇もないのだ、また戻りて机によりかかる。時折入る涼風が身にしみて快い、物音一つせぬ夜のしじまの中に出来る限り続けよう、だが疲れてゐるせいか、みんな床もとらずに横たわつたまま本を以て眠つて了つた。この様な宵が何日となく続いた、先の希望を以て。

7月18日　木曜　晴　体温　脈拍
　定期試験の末夜、月光の我が窓に流れ込む机上にペンを走らす、涼風は時折そつと頬をなでてゆく。昼間の疲れを唯優しく慰めてくれるはこの月と風……一層元気を出して勉強しやう。しかししかし長き間の疲れ、手足体の置き所がない様なので遂ねそべつて本を見る。しばらくすると、うつりうつりと眠気がさす、はつとして我に帰り忽ち洗面にゆく。足許にはひよる蚊は、至る所刺して……お母様、蚊帳を釣つて、その中でやりませうと床をとる。時はもう零時を示してゐる何て早いのだろう、だが続けよう、しかし眠さと戦つて2時までは頑張つた。あたりでは安ないびきが微にきこえる。

7月19日　金曜　晴　体温　脈拍
　いよいよ試験の最終日に。しかし、まだまだ午前中は皆張り切っている、時は迫った。先生の問題一字一字書かれてゆく文字、恐る恐る思わず胸をなで下した、精いっぱい書き答案を出す。ああこれで了つたのだ、その気持は表し難き心でいっぱいだつた。学校ひけてよりマツサージを致し、大空に清い光を放つ月影を久方ぶりに仰ぐ心地よさ、みんなでキヤンデーに舌つづみを打つ、本当に今までの苦しみを慰める時が来たのだ、本当に極楽つてこの事かしらと快活な今宵、みんなで味はう一時……。

7月20日　土曜　晴　体温　脈拍
　試験の了りたる朝、久方ぶりに又朝ぐつすり寝れる日が訪れた。しかしまだ気は張切つてゐる、いつもの如く起床。今まで堆積した日記、何々かの雑事心忙しく片付けていく。涼風は心地よく窓辺を訪れる。帰省の楽しみが目前に迫る、何となく嬉しくて嬉しくて、ピヨンピヨン兎の様にはねたい様な胸をおさへつつ、次から次へと仕事を片付けてゆく、心の中では故郷への空想で忙しい……。
　午前中の事業終りて午後4時まで自由行動。寄宿に帰る人もあり、お作法室でお休みになる人もある、広いお室に1人残りて筆記の整理をなす。小幡先生がいらつしやつて、綱島さんやせたね……つてからかわれたあの一時。

7月21日　日曜　晴　体温　脈拍
　来信欄：葛里様お出遊ばした日
　試験終りての日曜日、伸び伸びとした気分なつて今までの堆積した何かの整理をなす。午後より偶然にも葛里様がお訪ねして下さつた、あの嬉しさ何て事なんでせう。昨年11月名残惜しみて別れ、もうお目にかかれる日なんてない事だろうと思っていたのに、早速お許しを得て2人で外出心ゆくまで思出を語り合ふ。夏の炎天も忘れて、町を公園をとさまよひ歩く……。ふと氷屋に入りてカルピスを味はう、あの美味しさ2人の暖かき愛の中に溶け込む様に、そして又た、少し買い物をして寄宿に帰る。班長さんと3人で姉やさんのお心尽くしにより果汁に舌つづみを打つ。楽しい楽しい思出の一時となるのだ、ああ遥かなる山武の友よ。

7月22日　月曜　晴　体温　脈拍
　曇硝子の窓辺よりほんのり明けてゆく夏の朝、蚊帳の中で頭を上げて起き上がろうとした。しかしまだ4時半余り早いと、また寝そべつて了つた、まわりからは安らかないびきが微にひびく、せめて故郷の夢でも画いてゐるであらう？　でも起きやうか

しら！　と枕辺の本を開く、しかし又夢にうつつ眠つて了つた……はつと目を覚ますと窓には朝の太陽がさし込んでゐる。早速、お母様起きませうよと、共に起床洗面にゆく静な静な寄宿舎の朝、朝の幸福つてこの事かしら！

　種々の行事をすませ登校、１学期最後の体操に参加、爛々と輝く夏の太陽の下で精一杯体操……了りて木陰にかけ込む。玉の汗がしきりに出る、時折吹き来る涼風、身にひしひしと滲みる快さ、何物をも忘れて教室へ。向上の一路にまつしくら！

７月23日　火曜　晴　体温　脈拍
　　来信欄：葛里さまよりのみ便り
　猪の花山（亥鼻山）の下まで行くと、田舎のお婆さん達が数人手に手に包みを持つて何か不安そうに１人私達の方へ寄つてくる。一寸会釈すると、「大学へゆくにはどちらへ行けばよろしいですか」と訪ねる。班長さんが手にとる様に優しく教へてあげた。その老婆は曲がつた腰をそらして、ほつとしたらしくお礼を言つて立ち去つた。何処の果てよりはるばる訪ねて来たもうかこんなに早く……病院へお見舞にでもゆくのだろう？　自然に見るともなしに後姿を見送つた。

　午前中の授業終りて後は自由行動、静り返つたお室にペンを走らす。隣のお室では暑さもいとわず一心に事務を取つてゐる先生、たまたまパチパチと忙しく算盤の音がひびく、あの努力を目前に浮かべつつ無言の激励と思つて、また、本をめくり始めた。

７月24日　水曜　晴　体温　脈拍
　朝まだき床をはなれて机に向かつた。小田島先生の不安な口頭試験の時間、応答出来るよう神に念じて本をめくる。ひんやりと湿つたような朝の風が身にしみる静な静なお室、早起き千両、ふと、小学校時代の国語にのつてゐたあの事を思ひ出した。
下窓のしきみの所まではひ上つたヘチマのつるは、たまたま風にそよめいてゐる。みなそれぞれの与へられた天性を発揮するのだ、いじらしい萌黄の若葉だつたあのヘチマも、２階の窓まで上つて来たのだ。私達もこの草木の如く進歩しなければならぬ筈だ、幾数十人の先生方よりの御教を賜りてよりもう１学期を過ごして了つた。助産婦学校では紀平先生が暑中休暇中の試験問題研究にと百余題も出して下つた。でも、この問題ありてこそ参考に暇を見ては復習出来るものだと思ひ本当に有難いことだ。先生も台湾までお出の事とか、皆の健に勉強を祈りてと終の言葉をなし壇上を去つた。

７月25日　木曜　晴　体温　脈拍
　１学期末の朝を迎へた。みんな揃いてお室の清掃、隅から隅へとのびゆく雑巾のゆ

くへ……ガラス窓のほこりをふく、凛々しい姿の乙女達の一心に働く気持ち良さ、以外にも早く終つた。7時半登校、又室内の大掃除をなす。後は自習、11時昼食をいただく、その後班長さんとほし物をして帰る。それより帰省の準備をなし、それから会場を作る。床の間に活けられた白百合の投入花は、甘い夢の様な薫りをただよわせてゐる。

　6時、おいしいおすしに舌つづみを打つ。いつしか夕やみ廻りて予刻は訪れた、課長さん始め諸先生方の御出席一同着席、今宵の電燈は正装されたみんなを尚美しく光を放つてゐる。たまたま涼風の快さ……意義深き会は開かれた。課長さん、過去について意見発表あり、私達の小使が余りにも激しい事をお耳にしたとか、これからは注意せよとのお言葉をいただく。

　織田先生、東京にゆく事、その後の御注意詳しくお話し下さる。それから生徒達の感想発表あり、3班長さんが過去すぎたる反省を簡単に申し上げた。机上にはおいしい御茶、クリーム、せんべいなど諸先生方のお心尽くしにより御馳走をいただく面白い座談会……諸先生からの議論は百出、実に楽しい意義深き一夜だつた。

　零時就床、あすの希望を抱いて夢の旅路に入る、しかし蚊帳なし、みんな床はのべたものの蚊が多くて中々眠れそうもない。ねまきをかぶつて寝たが暑さは暑し、蚊には刺される、ふと目をさますと2時、それからはもう一層眠れず、寝そべつたままお母様と物語をなして夜のあけるを待つた。

7月26日　金曜　晴　体温　脈拍

　眠れぬ夜だつたので2時より床の上に座つたまま早く夜の明けるを待つた。漸く4時20分前、みんな揃つて洗面、希望は我が里に辿つてゐる。身仕度をなし寄宿舎出発の時はもうすつかり明け切つてゐた。あたりは皆寝静まりて静まり返つてゐる。ぽかぽかくつの音がいやに響く、5時10分発の電車に身を託しパンフレツトを開く……。

　朝の太陽は和く、東の山の彼方を離れんとして、車窓に反射しまばゆく光つてゐる。5時40分大和田下車、涼しい風は心地よく体にしみる。久しぶりに故郷の大地をふむ、度々道ですれ合ふ村人たち、嬉しさでいっぱいだつた。村上小学校の下まで来ると、2、3年位の男の子達が帽子をとつて私に礼をした、本当に、恐縮の至、恥しい様な気がした。

　しかし、可愛い子ども達だ夏の日に肌やけして丈夫そうな元気溌溂としてゐる…7時10分前、懐しの我が家につく。

7月27日　土曜　晴　体温　脈拍

　懐しき家の皆々に楽しい夢よりさめて、今日は、休日なのでお餅をついて御馳走して下さつた。感謝に食膳に向ふ、幼き妹は、「千葉の姉ちやん、いつぱい食べな」と可愛い口調で私をのぞき込む様に言つてゐる、そうしちやまた、お土産に買つて来てあげた金魚を水に放して、ぴちやぴちや水いたづらで大喜び、無心かの如く思はれる。幼き子でも矢張り喜びもあるのだ。

　午前中、やりかけた洋服を仕立てた、中々雑事が多くて休む間もない、稲田をわたる涼風は、たえず吹き込んできて夏の暑もしらぬ位……母は好日和と虫ぼしを始めた、干し終ると日頃過度の労働のためか、お裁縫を始めたがこつくりこつくり眠り出した。ああ私達のためにこんなに働いてゐるのだ、1人感謝の念に溢れて考へ込んだ。どうしてどうしてこれを思へば何の不平も出さうか、どんなに勉強したつて恩を返す事は出来ないのだ。さあ一層努力せよと心にむちうち、拙きペンを取つた。

7月28日　日曜　晴　体温　脈拍

　突然来客あり1泊した。今まで疲れていたせいか、早起して勉強しようと思つてみたが、明るくなるまですつかり眠つて了つた。ふと夢よりさめて起き玄関の掃除をなす、静な静な山里の新鮮な空気を心ゆくまですつてはく、ふく洗ふ、清掃した後の気持よさ。午前中少しパンフレツトを読み、虫ぼしを始めた、そよ風の吹き込む室内にほされた衣服さつぱりした様な風に見える。午後には産婆学の復習をなす。4時頃より仕事の手伝いをなす。夕日が沈む頃少し自転車をひき出し、弟におさへていただき庭で習つた、田圃道に出て乗つたが危くてやつぱりだめ……畑のトウモロコシは我が世とで思ふ如く生々と伸び上がつて夕風にそよめいてゐる。

7月29日　月曜　晴　体温　脈拍

　午前中「産婆学第1巻」の復習をなす。学校へ伺ひたいと思いてみたが、川島秀夫さんの村葬で先生方の都合如何と思ひ止めた。勉強の暇少し田圃に出て見た、濃き緑葉の一面にほき渡つた稲田、農夫が夏の太陽を受けて一層美しく見える。農夫の並々ならぬ努力が作物に現れてゐるのだ。たまたまそよぐ風に緩く波打つてゐる静な静な大自然の一寵児となりて眺め入る……

　午後も4時頃まで勉強……弟が学校より帰つたので、早速自転車を持出して後をおさへてもらひ庭にて習いたが、中々思う様に行かぬ。片方に曲つたとたん自転車諸共倒れて了つた。恥しいやら、残念やら全身汗まみれになりて習つた。父が野良より帰り要領を教へてくれた、だがまだ1人ではとても乗れそうもない、まだまだ練習が足

りぬからなのだ。

　その中に、ラヂオで子どもの時間、「兵隊さんありがたう」の歌をうたう、可愛い子達の歌、思はず共に合唱した、楽しい休息祖母も聞くともなくラヂオに耳を傾けてゐる。それより畑に行つてみた。トウモロコシ、さつま芋、さと芋すつかり成長し沈みかけた夕日に、昼の暑さを忘れた如く青葉をそよめかしてゐる。

　夕方かかる梨畑に行つてみる、見事に耕された畑の所々に三つ葉、しやうがなど垂直線を引いた様にしつけられてある。房々となつた梨の実は青葉の間に二重袋をかけられ、夕日に美しく輝いてゐた、もう茶飲み茶碗位になつたのもある。私の留守中、父母達の努力がここに現れてゐるのだ。垣の下に昨年の秋植えたマオランが私の千葉に行く頃は枯れて了つた様になつていたが、芯より伸び出しもう５０㎝位になつて生々としてゐる。畑の一隅にあるトウモロコシを１つ打つてむいてみた、もう熟してゐる。子ども心になり、下駄をぬいて畑の中を一廻りして見た。八雲の二重袋かけのこりが、側の豆袋の中に萌黄色して水々と袋の中にすいて見える、この果実のおいしさたら忘れられぬ、この熟す頃は東京にて勤務中なのだ。

　日は沈み夕靄ぬうてきたので、また、懐しき我が家に帰る。家の皆思い思い集まり楽しい夕飯に向ふ、之が最後の膳なのだと思ふと淋しい気がしてならなかつた。父は、その日の万事の整理にペンを走らせてゐる。母も祖母も、皆、思ひ思ひに諸事をなしてゐる、弟も妹も燈下の下に何か読んでゐる。突然ラヂオの時事放談、やみ取引が捕つたので手を止めて聞き入つてゐる。昼間の労働、唯一の慰安なのだ……その中眠くなつたのか、こつくりこつくりと眠り始めた祖母に、「おばあさん、お休みになつたら」と言ふと、もう大部眠くなつた休まうと言つて床につく。

　明日の晩はもう千葉なのだと思ひ、班内の友や寄宿舎の事を考へながら、希望は燃えてゐるものの、しかし淋しさはいつぱいだつた、今宵は電燈も沈んでゐる様に思はれる。様々明日の準備をなし日記を書いて、就床、隣からは弟や妹の安らかないびきが静に静にひびく。

７月30日　火曜　晴　体温　脈拍

　５時起床、庭掃除をなす。新鮮な空気を心ゆくまで吸つて……しかし今日が最後なのだと思ふと淋しい様な気がする。午前中産婆学の復習、お昼より帰るお土産を作つて、家を出る時４時半だつた。皆に見送られて家を離るる時の心、一歩一歩歩むにつれて思は益々深くなる。ああ健にあれよと心中ひそかに命じつつ後をふり返りふり返り家を出た。５時半大和田駅につく、間もなく乗車、２０分後千葉につく。寄宿舎に帰つた時は６時だつた。まだ班内でも１人もお見えにならずお洗濯をしてゐると、班

長さんと斉藤さんがお帰りになつた。暫くぶりにご飯をいただく夜は、お土産をひろげてみんなでいただくおいしさ、様々の物語して笑ひ過した。床をとると、織田先生お出になり明日の注意のお言葉をなしお帰りになつた。楽しい今宵。

7月31日　水曜　晴　体温　脈拍

　東京へ身をうつすに種々の荷作、忙しく準備を整へる。8時頃小田島先生お出になり簡単に身体検査をなす、大急ぎで食事を戴き雑事の整理漸く終わり、高橋さんよりお土産のもなかを戴く。後は自由行動、また、伊藤さんより西瓜の御馳走実に暑い時の水物は申分がない。少し産婆学の復習をなし、皆と様々の物語して過した。3時頃より看護学校へ通信簿をいただきにゆく、班長さんと2人分もらつて一目算に寄宿舎に帰つた。開いて見たら思ひもよらず唯あぜんとたたずみました。しかし、まだまだ自分の努力が足りぬのだ、新学期より一層励まう。それより洗濯をなし何やら忙しく日を過ごして了つた。ああ今夜が最後と思ふと淋しい、1人机に座りペンを走らす。たまたま吹く風はガラスをゆすつてゐる。大学の窓よりもれる電光もすべて、物なつかしく感ずる。

8月

8月1日　木曜　晴　体温　脈拍

　織田先生に誘かれ我等一同は希望に燃えて上京、荷物の整理をなし、各病室を案内され見学した。午後1時より開講式、院長さん諸先生方より挨拶あり、この1ヵ月間を有意義に良き印象を残してしつかり実習をなし、何か良き所をつかんで行つて下さいとのお言葉を戴く。五十嵐婦長さんより種々の行事について詳細な説明していただく、しつかりした端正な態度で要領よくお手本を示して下さる。

　お食事、外来米に大豆入の混飯、何となく落付かず夢中でいただく。……務は乳児院勤務、母なき子、捨児等いたいけな幼児達がベツトの上に泣き乍らねむつて了ふ子、玩具にたわむれてゐる子、パチパチとまばたきをしては、じつとあてなく眺めてゐる子、見た瞬間無学の感に打たれて了つた。それから、調乳、処置、沐浴と2名づつ3組に分けられ、でも今日はみんなで子ども達のお食事、スプーンで食べさせる。政男ちゃん、おつきしてご飯にしませうと、婦長さんが言へばすぐおきて口を開く、1さじ1さじ口に入れてやる。嬉しさうに小さな口を動かして食べる、なんて可愛いいんだろう、しかし、この子達は皆哀れなものだと思ふと、一掬の涙を流かすにゐられなかつた。お食事終りて玩具をやると喜んで投げる。なついたあの子達の傍を離れる事が出来なかつた。

　それから沐浴室に行き見学をさせていただく、慣れ切つた看護婦さん達に質問して一部始終を見る。実習つて本当に良いもの、親切な説明を賜つて見るものきくものすべて頭に入る。しつかりした先輩の皆々様もまた、優しく接し手に取る如く教へて下さる。唯感謝しつつ夕食を戴く。寸暇屋上にて町を眺めむれば、煤煙の巻〔ママ〕まく都市つてこの事かしらと眺め入る。勤務終りてより入浴、買物にゆく、日記を書く、寸暇なく働く、本月1ヵ月間有意義に過さう?

8月2日　金曜　晴　体温　脈拍

　発信欄：学校、役場、親類、友へ6本発信

　5時20分起床。洗面、食事をなし、6時半朝礼。始めてなので要領が分らず困つて了つた。7時より出勤、沐浴は午前中、用のないので処置と一緒に乳児達の世話をなす。親切な看護婦さん達に指導を受けつつ、おむつかへ、食事など少し実習す。調

乳係は実に忙しくなる、寸暇もなく汗だくになつて立働く。午後の部より入浴実習、健康そうな小な子達より入れる、初めは見せていただいたが、係の人よりやつてみると言われ、説明を聞きつつ恐る恐る入れてみる。耳に左手をあて湯舟に入れると、何だか首から下がぽかぽか浮いて危なくて仕方ない、でも思切つて、すみ子ちゃん、孝ちゃん、とらおちやんを入れてあげた。嬉しそうにいじらしい目をして私を見つめる子ども達、何て可愛いんだろう、しかし、私達の責任は重い。

8月3日　土曜　曇時々雨　体温　脈拍

　5時起床。朝の行事を終し6時朝食を戴く。外来米とはいへおいしく戴ける。6時半より朝礼……白衣をまとうた天使達は、心の何物をも精算して神に祈りを捧ぐ、今日一日を豊に精一杯務め得る様に……。最後のアーメンには閉口、共に口ずさむ賛美歌、朝の祈をなしその務につく。沸ひ清められた様な心の奥底まで鶏流〔ママ〕の樽如き心の奥底に何物をか潜めて、また、いぢらしい子ども達の許にゆく。

　今まで泣き叫んでゐる子ども達も一寸行つてあやしてやると喜んで我にすり寄る。僅か1日でもなついて顔を覚えてゐるので、今日は職員方に、熱、プルス、呼吸の計り方、便の量や記号、ルゴール水の作り方など教へていただく、親切に親切に彼等が手に取る様に教へて下さる。

　12時半頃より、焼こんだ大福もち、蜂蜜桃等のおやつ、何ておいしい事なんだろう。金網を囲み先輩の皆様と楽しむ今日の一時。俄雨は時々万物をぬらし、まばゆ程照る太陽の間に間にまだ雨は残る。

8月4日　日曜　雨　体温　脈拍

　発信欄：故郷へ発信

　曇り切つた空もとうとう絶え切れず雨となつて了つた。朝の行事を終し食膳に向ふ。ほろほろと湯気の上るご飯をいただき全身汗まみれになつて了つた。余り早いせいか朝礼も10人ばかりで終りすぐ勤務につく。可愛い子ども達は、喜んで私達を待つてくれる。雨は止めどなく地上に落ちはね返つてゐる。うす暗い乳児院内は電光により明るくされる。

　いつしか、遥より軍歌が聞こえると思つたら兵隊さん達が雨の進軍、かかるものを見ては、私達の務めは何でもないのだ。機嫌の悪いすみ子ちゃんを抱いてだましてあげる、としおちやんの可愛いいお目々丁度お人形さんの様、ご飯をあげようとスプーンを口の所に持つて行くと、可愛いい口をあいてむしやむしや食べる。他の看護婦さん達に、種々の説明をきいて覚えさせていただく。お昼の煮豆のおいしさつたらない、

今まで油ぽいのは閉口してゐたが実に今日だけは嬉しかつた。１２時半少し休養、また４時よりの務、相当務め疲れを覚えた。

８月５日　月曜　晴　体温　脈拍
　叔母さんにつれられて機械仕掛の洗濯槽を見せて頂き、唯驚異の目を見張つた。
　来信欄：躍進、葛里様よりの嬉しい便り
　例の如く４時起床。髪を結んで少し問題について復習をなすが、分団中の祈をこめ聖なる一日を過さんと勤務につく。今日より調乳係、笠原さんと飛澤さんの親切なる御指導により新しい事を覚えてゆく、やはり責任は重い。私達も来年度よりあの方々の如く人の前に立ちて、すらすらと説明出来る様にならなければいけないのだ。少し実習をして見たものの、一寸先も分らないので恐る恐る計るのだ。
　３時半頃より防空演習の非常訓練あり、班長さんの都合により与へられた部位につき、やがて避難の命令にてすみ子ちゃんを抱きいち早くかけ出す。本館の外来までゆきすぐひき返す、あたりの人々は皆この活躍に見とれてゐた。終りてより外来に集り様々の注意を受く。楽しい食事おいしさつたら忘れられぬ。訓練終りて何もかもすつかりのびのびと、今日一日の休息、お室の中へは時折入る清風、我を守るか如く……。

８月６日　火曜　晴　体温　脈拍
　調理第３日、笠原さんに種々の御懇なる説明をしていただく、実に熟練されたる職員方、唯感感の意を表すのみ……。午後３時より４時まで保健婦の使命と業務等についてお講義をしていただく、院長先生の話せるがままにノートをとる、有意義なる修養、講話、張り切つた１時間を過す。
　それより、美味しい食事をいただき少し休養、６時半より火曜会あり、外の看護婦さん達とキリスト教信仰せる病院故祈りがあり、賛美歌斉唱、聖旨奉読後、牧師さんの御説教あり……浮世の荒波を輝しき希望の下に善悪の道を辯へ、賢実の道を辿りその日々を無事に響〔ママ〕に過ごし、安らけく嬉しき哉ふしどにつき夢に幻に今宵を過さん様、神の信ずるがまま導いて下さい、アーメン……の祈、今までとは違つた信仰の新世界、レールより外れぬ人生の旅路に唯まつしぐら進みてゆかん。

８月７日　水曜　晴　体温　脈拍
　朝礼の御聖書の中に、神様は全知全能の聖なる神であり、又、親愛にして下さる神、又、人の主であり我等の父である。天地の主たる神を拝して信仰すれば、狭き如き見

える道も広し、白衣の道をたどり天国にゆけるも神の許にすがりついて、レールの上にある目的に叶う人生を永遠に全うすべき事を祈る。安けく嬉しきふしどにつける今宵、夢に幻に恙なく過し正し詳し希望を与へ神の信ずるがままに善道をお導き下さる様念願す……。

　調理、市川さんと梨本さんのお導により種々新しき事を知る。少しの暇、市川さんに導れ、八百屋へ買物にゆく、午後は遠藤さんに実習させていただく、清い清い心の皆様に、唯感謝あるのみ……。午後２時頃第二次の防空訓練をなす、すみ子ちゃんを抱き真先に非常口より避難す。

　大原さんに乳児院のいとしき幼子たちと保母さんたちの暖い愛の手をさしのべてお世話するアルバム・ブツクを見せていただいた楽しい一時。

８月８日　木曜　曇　体温　脈拍

　希望を抱く１週間も夢幻の如く過ぎ去つて了つた。今日より処置係、すみ子ちゃんのベットをのぞくと、につこりと笑つた。色の白い卵の様な美しいこの子に、毎日お食事、おやつ、検温、おむつかへといつも何々と、世話をした。始めは逆におこりんぼだつたすみ子ちゃんもすつかりなついてくれた。可愛い手足を動かし黒水晶の様な瞳で私をじつと見てゐる。

　しかししかし可愛そうに、今年の１月北風の吹きすさぶ頃、某駅頭に捨てられた子なのだ、ゆく末は孤児院に収容されるとか、この子の母の心はどんなだろう、一日一日思出しては１人悩んでゐる事だろう？　この子もそのせいかいつもセンチな顔をしてゐるのだ。じーつと視線を見合せてゐたが目頭の厚くなるを覚えた。その中にあたりがぼーつと曇つて来たと思うと、ぽつたり……、一掬の涙を流がすにゐられなかつた。昨日まで晴渡つてゐた空も今日はどんより曇りてゐる。坂の下に咲くとりどりの朝顔に目をうつし又心をとりかへす。

８月９日　金曜　曇　体温　脈拍

　どんより曇つて、ひんやりとする秋風の如き空気が我が窓に流れ込む朝まだき、外にはさ霧が一面に立ち込めてゐる。４時半起床、洗面をなし、少し第１巻の復習。皆安にいびきを立ててゐる。時折「あさりよー」と叫びつつ売り歩く行商の声、するとみんなむくむくと動き出し夢よりさむる。その声は次第に遠ざかりゆく、少し勉強の妨害になるかと思うがしかたない……。

　勤務中、小児科医の田中先生に、初生児の疾患につき半時間ばかりお懇なる御講義をして戴いた。先生の具体的な真心こもる御教なので、私達と外の看護婦さん方全部

の聞き手で有意義なる面白い一時であつた。今までも毎日かくの如きにして戴きたいと思つたがもう遅い、明日限りなのだ、折角なれた皆々様との楽しみは明日ばかり、やがて過した今までも皆々思い出となつて了ふのだ。

8月10日　土曜　雨　体温　脈拍

　住慣れぬ街頭を小雨にぬれつつ、訪問看護婦、三橋さんに導れて家庭訪問、見知らぬ家を空想しつつ狭き横町に入つた。流しでは何かお洗濯でもしてゐたらしく、1人の中年婦人が小雨にぬれて、朝の礼を交わしその御座敷に通された。まあ？　何てせまい所に生活してゐるのだろう、その人の夫と2人の子があるらしく、三橋さんは今の状態を聞く。少し熱のある故、授乳や母の栄養等親切に簡単に御説諭してあげた。ああ私達もこの様にならねばならぬのだ。私達の本当に浅学に恥じると共に、立派な看護婦さんの清高なる教養に驚かされた。朝毎の祈りを捧げ聖なる一日一日を過ごしてゆく、そして身心共に健全なる保健婦に！　我が村を明るい佳き所に美化してゆかねばならぬのだ、唯努力！　午後3時半より私達のために姉妹会が催され、婦長さん始め主事さん、職員方の激励のお話をいただき、唯無量の感に打たれました……。

　まばゆい様な電光の下に、希望にもえし幾々人かの看護婦さん方の前にて、私達のため保健婦の使命や現在の状勢の中で活躍される将来に対し、乳児院主任の大原さんが有意義なる尚、身に余る御厚意激励のお辞をいただき有難き、又、我等の責任は重大である事に、一層奮起せねばならぬと思ひました。

　又かくいふ方々の立派な人格には唯驚異の目を見張らずには居られなかつた。それから、私達の自己紹介、感想発表、将来の希望について一人一人発表があり、突然乍ら皆様の意気に唯感謝……この時我が浅学に恥じ入り"論に負けても行いで勝て"の句を思ひ出した。そうだそうだ、何よりも身を以て真心を現せを目標として、明日から行つてゆかうと小さき弱き我にむち打ちて明日の準備に。

8月11日　日曜　曇時々雨　体温　脈拍

　おもではるかに　むかしなつかし　セーラのころよ
　ゆめも七色　あこがれみるくろかみに　ちりしこばらの花一つ
　思ひ遥に故郷の空よ　かねがながれるしらかばこみち
　むねの涙がちぎれるならば　とどけさせたや　くも千里

　始めてのお休みが出た。今までの疲れ切つた身を嬉しきお室に横たへて、昨日の残り仕事の整理をなす。伊藤さんより乳児発育カレンダーを借りてうつさせていただく。

その中、うつらうつら目がかすんで良い気持ちになつて了つた。恰も極楽世界に移り変つた如く優き夢を結んだ。思ひは遥か幼き頃の幻……ああ、あの頃の故郷よ……離れ来て今日もまどへる。ふと夢よりさむれば我が窓には折々の霧雨が煙つてゐる。又起き上らうとして本を開いたがねむくて仕方ない。嬉しい友よりの便、いく度か開いて志に結ばれし友ならで、心かよつたる悦をいただく。

8月12日　月曜　晴　体温36.6　脈拍72

　何も分らぬ褥室の第1日、1人で12号室に放された。見知らぬ看護婦さん達に挨拶をした。しかし皆、何の要領も仕事も知らず何をしてよいやら1人沈んで了つた。お隣の班長さんをのぞけば主任さんらしい人に記載表の説明をしていただいてゐる。まあなんて幸福なんだろう！

　しかししかし、これは私の言葉が足りぬのだと、それから鈴木さんという主任さんらしい方に様々の質問した。この方はわり合にきつぱりしてゐるが何もかも熟練されてゐて説明して下さる。だが1人託された悲しさ、患者さん達もよけいに注目してゐる！　接する看護婦さん達もわり合に薄情で心の中で泣いてゐた。ああこれも修養だ、自分は勉強に来たのだこんな事でどうする、又、小さき胸にむち打ちてカルテの説明をしていただく、語る一言一句に少しの飾りなく良く教へて下さる。時折患者さん達に、「看護婦さん一寸お願します、あの氷を取り替へて戴きたいですが」とか、「この子はどうしてこんなに冷たいのでせうか」、「どうしてまだおつぱいが出ないのでせうか」、「おむつを持つてきて下さい」とか、「3日目に便所へ行つて良いか」とかつて言われる、実に閉口して了つた。

　この病室の勝手は分らずどうしてよいやら、勉強不足の自分に悲しいやら恥しいやら、外の看護婦さん達にうかがつてから何やら答へる。どうせ分らぬのだから一緒について歩いて何やらの説明を聞き、少しづつ向上してゆく、でもこれも皆勉強なのだ。昨日の自分と違つて今日はそれだけ進歩したのだ。お講義の後、鈴木主任さんより普段の心得をきく。褥室へ来ても分娩室に行つてもメモを持ち歩いて、一寸と記入しておく様にしておけば、質問するにも後で見てもすぐ思出しきつと役立つものである。何も細心な心得を以てゐればいくらも勉強する事はある、よく気をつけて周到に頭を働かせよとの事、思はず感謝の礼をのべお食事にと階段を上り始めた。

8月13日　火曜　晴雨　体温36.5　脈拍73

　褥室第2日目、鈴木さんが産婆心得雑誌をかして下さつたので、喜んで暇を見て目を通す。全くためになる事ばかり、ポケツトにある紙と筆をとつて各所の要点を筆記

した。ある看護婦さんは、スチウムによりかかつて眠り始めた。鈴木さんは北の窓辺にゆきて何やら原稿用紙に一生けん命書いてゐる、主任の風間さんはどこかへお出かけになつた。

　1年生の名の知れぬうら若い小娘さんの看護婦さんが暇なく立働いてゐる。実にえらい、身を以て真心を現せてゐる、お言葉の如く唯感激した。まだ1年生だつていふのに、自分もああいふ風でなくてはならぬ。その中、鈴木さんがいらつしやつて、何を書くのですか？　と言うので、粉末薬の効用や質等を承る親切に教へてくれる。今日は昨日より楽しく過した。

8月14日　水曜　晴　体温　脈拍

　明のベルと共に起き冷たき空気を胸一杯に吸つた。お早うございますと、見知らぬ看護婦さんと言葉を交わす。第3日目の勤務につく、褥婦さん達に配膳をなす……。窓ごしに見ゆる並木は昨日の雨にぬれて色を増し、時折頭をつけて囁いてゐる。

　集膳終りてお掃除、スースーと伸びゆく雑巾のゆくへ、今日の自分は昨日の自分であつてはならぬ、希望と歓喜に満ちた明るい心を求め躍進して行かう、朝の掃除は心と同じ昨日の塵は一つもなきやうに次から次と磨かれてゆく、ああ今日も健康で勤められると思うとき、言葉や筆に現し難き感謝の念がつくづくと感じられる。

　未知の看護婦さんが保健婦さんへの便りと、幾本かの便りを持つて来て下さる。しかし私の所へは来ないのだ、あんなに7通も出したのに、誰もお返事も下さらぬと思うと淋しくてたまらなかつた……今日は新しき褥婦さんが2人入つてゐた。朝の祈りをうつす。

8月15日　木曜　晴　体温　脈拍

　紫色にかすんだ東の彼方より優しい月が微笑む頃、ゆるやかに流れる新川の川原に、今宵の終盆を、仏の供養のために美しき花や小さき燈籠に飾り立てられたる小舟を、多くの善男善女の唇より流れる詠歌の音と共に静に流れてゆく。夢の様に美しき詩の様な清き神秘の世界へと、燈籠舟は流れてゆく事でせう。そうだつた、きつとあの舟には多くの仏様の中に交りて、我が祖父も乗つてゐる事だろう。

　遠く去りゆく燈籠舟を見送り、過去の新盆の宵思ひては涙がとめどなく頬を流れる。ああ私は今、健康で賛育会病院に勤務してゐるのです。どうぞ、無事に希望の日を送る様極楽の世界にてお守して下さい。ああ流れゆく日々、心の何物をも精算して聖なる日々を……都に暮す事幾月か、故郷はなれて思出はなつかしき生活のあへぎの中に巻き込れつつも、空吹く風に我が心をちぎりて乗せてやりたし。

8月16日　金曜　晴　体温　脈拍

　12号室、同県君津郡出身の野中さん。過去より現在までの苦心談を承り、浅学不足な我にしみじみ恥じ入つた。始めは千葉看護婦学校を出て検定をとり、それよりはるばる上京し、神田の某産婆さんの家に見習として入つた。その家は2夫婦に2人の子と全部で7人家内、家事一切の雑事、炊事、取り次ぎ、産婆の助手と一寸の間のない激しい身心共に労働の苦痛と戦い、6時より8時まで、桜花の咲き誇る頃佐久間助産婦学校へ入学。

　或日には産婆さんのお出ましにより休校の日、或は多忙な仕事で遅刻する、又、時間すれすれに間に合ふ日が常だつた。家に帰りては目に見えぬ雑事、まるで家庭大学の生徒さんの如く務を了した。少し本を開かんとする時は10時頃で、眠くなるを1人で激し勉強する。今までの檄しい労働故に床につけばすぐ眠くなる。

　朝は4時半起床、お出ましになる子供さんや主人の膳立からお弁当まで為し、全部の始末をつけ、その間には裁縫、はりもの、洗濯、取り次ぎ、助手に出張、我が事は殆ど出来ず、洗たく物等郷里に送つて洗つてもらひ送り返していただくしまつ。冬など先生がぜんそくのため、寒風吹きすさぶ寒中の宵10時すぎ、1人ぼつちでとぼとぼと歩みゆくと、お巡りさんに止められたりする。その困苦は並大抵でなかつた。しかし何とも思わず、この位の事苦しみありての楽しみだと思つて、明るく聖なる日を送る。

　その年の10月産婆の検定に応募した、今までの一方ならぬ努力が天に通じてか見事パスした。その後も主家に真心を以てつかへた。あらゆる修養をつみ技術は錬磨され、御光のさす様な立派な今の立場になつたのだと思ふと思わず頭が下つた。過去をかへり見れば真剣さがたりぬ、あらゆる行動がレールに外れた電車の如くけがれた道を辿つたのだ、いやいや今日からでも賢実の道を辿り重任なる保健婦の使命を全うせんためあらゆる苦労と戦い、人物を作り上げねばならぬ、身を以て真心を現せの如く……唯努力……握りしめたこぶしには汗がいつぱい、緊張した視線はかの友のひとみに注目していた。精神一到何事か成らざらん、努力の前に不能なし、憂き事のなほ此の上もつもれかし、限りある身のためさん。

　天にまします我等の父よ　願わくは御名を崇せ給へ　御国を来らせ給へ　御心の天になる如く　地にもなさせ給へ　我等の日毎の糧を今日も与へ給へ　我等に罪を犯す者を我等が救ふ如く　我等の罪をも救い給へ　我等を試あわせず　悪より救い給へ　国と力と栄とは限りなく　汝の有るればなり　アーメン

8月17日　土曜　晴　体温　脈拍

　織田先生、小田島先生に導かれ希望にもゆる目的地を目指して9時半頃駅を出た。燦然と輝く太陽はもれなく下界を輝してゐる。時折入る涼風にほつとため息をつく。どこが何やらさつぱり分らぬ、先生の行方を共に歩みをはこんだ。下車してより少し徒歩。愛育研究所を見学させて戴く。

　大きな設備明るく換気よい、理想的な教養部と保健部、係の方に説明していただく。4階にはいとしき乳児達がベツドの上にたわむれてゐる。優雅なおもちやが吊されてゐる。何て可愛い子ども達だろう？　白衣をまとう看護婦さん達に養れてすくすくと伸びてゆくのだ。次は東京府養正館国史絵画を見学、思はず頭の下るを覚えた。静粛との目標あり、全部一回して次に市電にて神宮外苑を歩む。しんみりと生い茂つた木々の間を吹けるそよ風は陸上競技場、幼児遊園地、青年会館など一寸見ただけで、又高島屋の8階に乳幼児、展覧会あり至る所見せていただき感慨無量だつた。5時半頃帰途につく。

8月18日　日曜　晴　体温37.3　脈膊

　来信欄：里より嬉しい便り

　暑いに任せ宵の不注意のため少し健康を害し、1日中寝そべつて静養した。病める身の悲しさ、4月以来始めてこんな痛切に感ずる事はない。一生懸命に本を見やうとしてもうつらうつら眠つて了ふ。今まで堆積した日々の作務を整理しやうと思つても、頭が重い、声は嗄れる不快感に、風ひとつなきむし暑い日、自分で自分をどうするも出来なかつた。すると突然郷里よりの嬉しい便り、思はず1人微笑んだ、そして起上りお返事を書く。元気な皆様のお顔をみては美しくてならなかつた。話をしようとしても実に声が出ない、しんみりと室の一隅に沈んで眠つたり、少し本でも見たり、甘納豆を買つて食べたり陰鬱な日を過した。床の上にて仰ぐ御室、一抹の雲は次第にひろがつてゆく、病める人の悲しさだつた、1日でもしみじみいやになつた、早く元気で勤めたい。

8月19日　月曜　晴　体温37.9　脈膊100

　うすもやが我が窓に漂うてみる。起きやうこの位のこと、少し頭が重い様だが思ひ切つて起き上つた。洗面をなし室に帰つたがどうしても気分がわるい、又横たわつて了つた。5時40分の起床ベルはけたたましく鳴る、みんな一斉に起き身仕度をなし朝の作務にとりかかる。自分もどうして貴重な一日を欠席出来よう、共に起き食事はすませたものの重なる不快感、とうとうこの身を休めねばならなかつた、みんなの後姿を見送り美しくてならなかつた。床をのべ室の一隅に休んだ。

　しかし、本を見ようと枕辺に沢山重ねて1冊めくつたがうつらうつら眠気がさして、

字はかすかに2つになつたり見えなくなつたり、とうとう夢の旅に入つてた……。そして半日すごし体温をみれば、37度3分、田辺さんの御厚情によりお昼のライスカレーをいただいた。齊藤さんに買物していただく。病める我が身、お世話していただく皆様がどんなに有難いかお礼の申しやうもなかつた。

　2時半頃より班長さんがお出になり、勤めに疲れた身を休める暇なく我が熱の上昇するを憂い、今お講義が始まるのに氷枕を用意して下さる。美しい同情親愛のあらわれ、床の上にある私も無量の感に打たれ目頭があつくなつたと思ふまに、ぽつりぽつり涙は枕をぬらす。日頃、朝に夕に一方ならぬ御導ばかりか、万事我が事の如く共に喜び共に憂ひて下さる、私の先生であるのに、拙きペンをとり又氷枕に頭をつけて1人すすり泣いた。微熱なからも全身の熱はつのり、真心こもる班長さんの御志に、何物もその枕にとり去られてゆく様に言いしれぬ気持、3時より田中先生のお講義は始つてゐる。

　私のために、少し時間におくれ申し訳けがなかつた。そして再び有難い我が師であり母である班長さんを偲びつつ感謝の日記をかく。時折教室よりもれる友の笑ひ声に、病める自身を羨んだ。ああ博愛、同情といふ事も、自身がやみてしみじみ有難さを知つた。たまたま窓より吹き込む風は我が髪をゆらしほつとなでて過ぎ去る。

　看護婦たるものは何よりもその真心と優しさがなくてはならぬのだ、一つ一つ我にしてその心をくみとり、真から同情をよせ看護しなければならぬのだ、優しさは第一の徳であると感じた。勤務終りて1班皆々様を煩わし氷を買つて来ていただき、又冷やしていただく。佐久間さんも歯が痛む、そのせいか疲れた身にいくらか熱あるらしく班長さんの身は容易でない。寸暇なく私達の世話に忙しく立廻る尊いお姿、どうしてお礼申上げてよいやら、小さき胸に、1人悩んで居りました。ああ清き優しき十五夜の月の如き我が師よ母よ、いえいえ早く良くなり心配をかけぬが第一なのだ、至らぬこの身に感慨無量、嬉しく痛む日の一時！

8月20日　火曜　曇　体温37.2　脈拍84
　発信欄：故郷へ便り

　空はどんより曇つて朝霧はぬうてみた。疲れた身を今日も安静、班長さんが氷を買つて来て冷して下さる。御自身の何もかも捨てて我につくして下さる尊いお姿、有難き嬉しさでいっぱいだつた。9時頃又班長さんがお出になり、診察との事、ほつとした。今までお医者さんなんかにかかつた事はなし、恐しさで自分で自分をどうする事も出来ない。しかし、これも有難い事だと考へる。恐る恐る受付にゆく。班長さんが全部手続をとつて下さつたので本当に良かつた。

　始めに小水をとり熱を計つた、36.8度だつたのにむし暑い外来にゐたせいか、

３７.２度に上昇、布留川さんが終り私がみていただく。それは以外扁桃腺肥大との事、それにより３８度まで熱発したのだ、しかしほつと安心した。氷のうにてのどを冷し内服薬をいただいて帰る。班長さんが深い手をさしのべて、何にかもかゆい所に手のとどく様に世話していただき、有かたさしみじみ瞼のあつくなるを覚えた。

　故郷へ便りを書く。病気などにかかるとしみじみお家を思ひ出す。ああ我が不幸を知らせやうか、やつぱり思ひ切つて拙きペンを取つた。４時頃には３７度２分、竹岡先生のお講義に出席、種々の有意義なるお話、本当に出て良かつと思つた。身はもう自然に快方に向ふ、夕方検温３６度４分、皆々様の御心づくしにすつかり恢復、本当に良かつた。

　　野路の夕川月さえて　真玉そそぐさざれ浪
　　渡る小牛の手綱もち　行くはいづこよ賤が家
　　あはれ催す夕暮に　うち眺めつつ嘯けば
　　いとぞ急がぬ小牛まで　心ありげのあゆみかな

８月21日　水曜　晴　体温37.2　脈拍78
　もの凄い夜中の雷鳴も豪雨もどこへやら、快よい朝を迎へた。しかし、床を離れやうとしても今まで病みし後のせいか又うとうとと、５時４５分まで眠むつて了つた。はつとしてとび起き身仕度をなし、分娩室第１日の勤務。

　１班総動員で出たものの、しかし、室内に入ると妊婦さんのそちそちでベツトの柵につかまつて苦しみもがいてみる姿、胎児娩出後、胎盤の娩出、２、３人でマツサージしたりひき出したり、膿盆には朝紅色〔ママ〕の血が見る見るうちに増してくる。漸く後産は出たものの一部分辺縁より切れて了つて、それので看護婦さんは子宮腟内に手をさし込んで残りし卵膜や、分葉の一部を２度にひき出した。病後の疲れはまだいささか残つてみたせいか、一層恐ろしさを感じ幾度かお室をかけ出たが、又入つて問診、触診を見た。

　産婆さんに診察を勧められたが自信がないのでやめた。その中、９時半頃著しく咳が出てたまらない。折角勉強しやう見学しやうと思つて一生懸命になつて朝礼もすませ、今日１日の無事を念願せし甲斐なく、そこを退き又休まねばならなかつた。何てことだろう、もう病気つてこりごりだわ、仕方なくなく涙乍ら寄宿舎にかへり、１人しよんぼり寝そべつて体温をはかると３７度、みんな、ああして見学研究されるのだと美しくてならなかつた。メモに診察法を記入して、明日折を見て実習出来たら、さしていただこうと思つて、一心に復習をなした。

　お昼も食べずお講義に出たが、頭がふらふらして切なかつた。夕方お食事をいただ

いた帰り、小柳さんと様々の物語りして病気の悲しさ不自由さを慰めあひ、病める日の嬉しい楽しい一時であつた。私こそ4、5日の病気であきれてゐるのに、小柳さんは幾十日本当に可愛そうだわ、と思わず心中でむせびないた。ああ早く健康な日を。

8月22日　木曜　晴　体温36.6　脈拍75

　今までの病床より離れ第2日目の分娩室勤務に出た。ベツトの上に並ならぬ妊婦さんの苦しみもがける極度の陣痛、眼前にまざまざと見せつけられお産の恐ろしさを覚えた。幾十人のうら若い助産婦さん達は玉の汗をかいて分娩経過をとらせてみる。見知らぬ方に様々の質問をなす。親切に教へて下さるのが何より嬉しかつた。

　竹岡先生の珍しい鉗子分娩を見せていただく。恐ろしい程器具の設備をなし、婦長さん始め副婦長さんや主任さんのお出ましで容易なものでなかつた。皆の視線はそこに合致し、ひや汗をかいて手をにぎり真剣になつて見つめてゐる。しみじみ女の重任を偲びいやになつて了つた。9時頃夜食をいただく。一昼夜無事に過せた。あくる黎明の頃、褥室へ母子を送つてやつたり、次第に其の要領がわかつて来てうれしかつた。7時より掻爬を見学、終りて班長さん達のお■を■す。

8月23日　金曜　晴　体温36.8　脈拍74

　来信欄：父、はるばる病める身の自分を訪ねて

　徹夜勤務も滞なく果たして、懐しの寄宿舎に帰る。早速お洗濯をなし床をのべて、つかれた身を横たへて日記でも書かうと思つたが、昼すぎまで眠つて了つた。すると田辺さんが診察の結果、1号室に隔離せねばならぬ事になり、うち沈んで淋しくここを去つた。起き上つてお食事しやうと思つてゐると、突然「お面会人」との事、早速裏玄関にゆくと、父がたくさんのお土産を以て待つてゐた。その嬉しさ懐しさ胸が一杯になつて了つた。

　面会室にゆき、様々の物語してより、班長さんをお招してお礼を述べていただいた。2時頃より外出届けを出し街へ買物にゆく。親の有難さ、私が病気して便りを出すより早く、わざわざ上京し不足なものは買つていただいて、又お小使もいただき、3時、町角にて別れをつげた。尊い後ろ姿を見送りて再び寄宿にかへり、1班全部でお土産をいただき皆様の疲労を慰め礼をのべた。

8月24日　土曜　晴　体温　脈拍

　分娩室一昼夜勤務の日は訪れた。午前中は正常ばかりだが皆々一通の苦しみでなかつた。1時半より流産の掻爬を見せていただく。水色のバツクに清掃されたやや広き

手術室、水下駄をはいて、患者さんはベットの上に局部のみ出し看護婦さんが助手、何もかも無菌的に準備し早田先生お出になり手術にとりかかつた。相当年輩らしい3ヵ月で流産とか？　かき出された凝血、受胎卵等、膿盆を先生の手を、器具を真紅にそめた。3時より高年の初産婦と題して具体的な講義をうけた。

　しかししかし初めの中は張り切つてゐたが、今までの疲れのせいかすつかり眠くなつて了つて、10分ばかり実に痛切に感じた。4時頃より梅毒児の4ヵ月流産、胎盤が先に出て小さな胎児の死体はリビド色に、又青白く不気味に娩出された。その中に又横位の難産、実に激しい陣痛に苦しみもがきうめく声は実に哀れだつた。外陰にはいとし児のもみぢの様な白い手が現れ、産科の先生方4、5人で内診してみたら、実にいふにいわれぬ恐しい態勢をとり、関根副婦長さん始め、立野主任さん数名の職員方、他の産婆、修習生総動員で先生のなす指先を一斉に注目、クランケは実に苦しみ目かくし等してもつきとばして了ふ。

　處々全身麻酔薬をかけて器具を膣内に挿入し漸く胎児をひき出した。哀れその子は大きな男の子であつたのに、もうとうにあの世の人となりてゐた。青白くいぢらしい姿は赤い麻の葉の着物につつまれ、沐浴場にねかせられてある。その中に又6ヵ月の流産あり、目も配り切れぬ異常産に唯驚異の目を見張つてゐた。

　夜は高年の初産婦の人工早産、狭骨盤にて苦しむ産婦さん……鈴木先生内診をなし人工破水、その後少し御話をして下さる。今宵の電燈はうるむ如く、うすあつい室をほんのり照してゐる。間もなく産婆さん達の助産により何等の障起なく芽出度く男子を揚げたその母の喜は一通でなかつた。

　それからずつとひまになり3時のお茶で夜食をいただき、皆思ひ思ひのあきベットに身をよこたへ11時頃より身を休めた。しかし、蚊がゐたり眠りにくくてよく寝られず夢はうつつ、3時まで眠つて了つた。その中に1人急に進行し忽ち女児が出生、しかしそれは恐ろしい臍ヘルニヤ、むしろ脱腸ともいはうか？　足は軟骨化で開いてゐる奇形児ますます恐き入るばかり、ああよく先生方にお講義をきいたが、これが事実なのかと諭つた一昼一夜の恐しい異常産、唯驚きだまつて、友と顔を見合せるばかりだつた。沐浴場には、すつかり明けきつて、淡い陽光がさし始めた頃あの哀れな児の死体は淋しく冷くなりて、そのままよこたへてあつた。

8月25日　日曜　晴　体温　脈拍

　一昼夜勤務は漸く果たし、懐かしの寄宿舎にかへる。昨日の出来事を物語ると、みんなその児を見たいと分娩室におしかけて見て来、おどろいて帰つてくる。その母の心はどんなだろう？　今だ何もしらずに1人しよんぼりベットの上に不安をいだいてゐ

る事だろう？　実に哀れなものだ……疲れた身をはげましお洗濯をしてすぐ床につく、しかし、日曜なので友の話し声でとても眠れない。その中、務めに出た班長さんが帰つてきて、あの異常産の児はあわれ、箱の中に納められあの一隅におかれてあつたとか？

　あの事をまざまざと一部始終見た私達は、実に、一掬の涙をも注がずにゐられなかつた。勤の傍、お室にたまたまかへる班長さん有難さ嬉しさで一杯、まだまだ一周はまるで別居生活をせねばならぬのだ。そして又、うとうと眠りに入つて了つた。

8月26日　月曜　雨　体温　脈拍

　まだうす暗い黎明、枕辺の本を開かうと思つた。しかし、疲れ果てた身を今少しと思つて又目を閉ぢた。その中にうつらうつら夢心地で眠つて了つた。急にヂリヂリと慌しく起床ベルがなる。はつと思つて飛びおき逸早く朝の行事を終した。分娩室第3日目の徹宵勤務につく。朝から気持悪い程むし暑くたつた一株の雲は見る見る中にあの青空を襲つて了つた。

　時々俄雨(にわかあめ)は中庭のいぢらしき銀杏樹の葉をぬらしては地に落ちはね返つてゐる。11時すぎより高年初産婦が長い間苦しみそのため胎児は仮死の状態で生れた。全身チアノーゼ何の抵抗もなかつた。急いで臍帯を切るが早いか沐浴室にゆき、湯に浸し水に入れては両足を曲折伸展をなし、又足を以て逆にし背中を強く摩擦する、又胸部をはげしく叩き実にもの凄かつた。それを何度も何度もくり返し真剣な努力をしてか、はつと息をつき始めた。その青木さんの顔は玉の汗が一杯になり、美しい頬はうす赤くほとついてゐた。

　産婆さんの責任は重い。しかし、ああいふのを立派に一命を救つた等、力、唯感激驚異の眼を見張つた。そして鈴木、高橋、土岐先生等様々の質問をなしメモに記入す、勤務中の楽しい一時。2時より掻爬を見せていただく……。今から一夜をあかさねばならぬ、寸暇を見て寄宿に帰り小柳さんよりいただいた西瓜をいただく。

　この頃より風雨は次第に大きくなつて来た。ああ不安はつのる、故郷の木陰に熟れる梨はどうだろう？　さぞお家でも苦労してゐる事だろうに、遙なる阿蘇の山里を偲び、唯つみなき様神に祈るのみだつた。その中に、2つばかりの分娩を見せていただき、ふとあきベツトに横たわつた。夢にうつつ、ふと目をさますと、あの暴風雨はいつしか止みて、どこかの一隅でチロチロチロチロ懐しくすんだ虫の音が偲びやかにきこえる。

　まあ？　この都会にもこの虫が住んでゐるのかと思つて、ほつとため息をつく。ああ初秋の感傷をおこさせるいぢらしき虫よ、ひつそり静まり返つたお室に清いリズムを響つつ少し習字しやうと思つてペンをとり始めた今宵。友はベツトの上に儚い夢の旅路を歩んでゐるらしく、安らかないびきがかすかに聞こえる。雨上りの涼風は心地

よく我が身にひしひしとせまる快さ、眠さも忘れて拙きペンを走らす。時折、坊やのその声が分娩室のベビー籠の中よりもれる、燈火はやわらかく室内を照し我等を守るごと放線状にかがやいてゐる。その中にまぶたは次第に下つてきて、字は見えなくなる少し休ませていただこうと、ベットによこたわつた瞬間今までの、つかれは洗ひ出されるごとくよい気持で眠りにつく。

8月27日　火曜　晴　体温　脈拍

　雨上りの爽な朝を迎へた。天地万象は皆蘇り、何の名残なく洗い清められた一趣別世界に変つた如き心地する。今日の務も滞なく果し、8時頃寄宿に帰り洗濯の後疲れた身を休める。漸く極楽が訪れた。真白に洗れたシーツの上に横はり、白いままの日記を書く。ひんやりとした初秋の様な風は、我か窓に和く慰め強く励しては去りゆく、後この生活も幾日、1ヵ月間夢の如くすぎ去つて了つた。

　3時より五十嵐婦長さんの御講義を承る。力強き意義深き唯1時間のお話し、どんなに我等のためになる事だろう……。うす暗い夕空の中に見えるか見えない位の、やわらかい星が僅に夏の名残を止めて淋しくまたたいてゐる。おぼつかない秋の虫蝶（むしけら）がうすそたる夏草の蔭に儚い夢を結んでゐる。ゆく夏、何故か名残惜しい、丁度むしばにしみるような夜風がすーつと吹いてすき去る。

8月28日　水曜　晴　体温　脈拍

　7時半より、婦長さんの器具の名称とその用途につき実物にてお話し下さつた。間もなく終りて、今日はお休みの婦長さんがお出になり、明晩6時半より私たちのため送別会を催して下さるから、心の準備をなさいとのお言葉があつた。ほつとため息をつく……！　第三期出血の多いクランケさんが貧血を起し強心剤や注射をなした。その理を鈴木先生に承ると、先生はわざわざ図解して説明して下さつた、本当に感謝の意を表すのみ。

　掻爬4つあり、仮死が1つ、狼咽の奇形児、生れて始めてかくいふのを見た、思はず皆々顔を見合せた。何て哀れな子なんだろう、折角この世に生れて、母のなげきはどんなであらう、天よあの子を救い給へ……、早産児死亡、ベビー籠にねかせてある2人の子を見て、思はず一掬の涙を注かずにゐられなかつた。最後一昼夜勤務の出来ごと。

8月29日　木曜　晴　体温　脈拍

　徹宵勤務の身を休養、竹岡先生のお講義2時間ばかり伺ひ有意義なる時間を過ごす。5時夕食をいただく、おいしいいんげんの煮付けに舌つづみをうつ。しかし御飯がな

いのに閉口した、仕方なく１膳にて食堂をひきあげ、寝そべてゐると突然保健婦さんがお出になり、今宵６時半よりこのお室にて私たちのため送別会を、おひらき下さるとの事。ほつとして、夢中でお室の整頓をなしお掃除をした。あいにく数人外出して帰らぬ。

　７時頃より主なる職員方数名お出になり、お言葉をいただき唯感謝に過す。牧師さんより、神信仰のお説教とパンフレツトを配られ、未来への精神的修養と嵐の波をのりきらん我等の使命を全うする熱心、努力、忍耐の御道をおさとし下さつた。そしてこのシオン会をとどこほりなく語る。賛美歌合唱。

８月30日　金曜　曇　体温　脈拍

　１ヵ月間最後の勤務もいよいよ今日半日限り、羊水過多症とベツケンラーゲの異常分娩を見せていただいた。終りて、鈴木先生、高橋先生にそれぞれの有難い説明をしていただいた。午後１時半より屋代先生のお講義、その納める感想発表一人一人行ふ。３時より予定の送別会、院長先生始め諸先生、婦長さん、三浦さん、社会課より佐藤先生お出になり主だつた方の御出席有難い。激励の言葉の数々、拙き我等もこの１ヵ月間に新しきを学び、精神的、学術的に向上された事、本当に感謝に溢るのみ。一人一人感想発表、充実した皆々様のお礼の言葉、唯恐れ入るばかり、静まり返つた場内はどんより曇つてゐるのでうすぐらく、送別会のせいかうるんでゐる。ひんやりとした風はたまたま吹き込んでは頬をなでて去りゆく。感激に充ちた今日の一時、ああこれも皆々嬉しい思出となつて了ふのだ。

８月31日　土曜　晴　体温　脈拍

　賛育会最後の日は訪れた。外には激しい雨が降り注いでゐる。６時４０分より私たちのために送別の朝礼を催して下さる。婦長さん始め皆様の有難き、お言葉の数々本当に感謝に溢るるのみ。いづこかも知れぬ別の悲しさにむせびなく人もあつた。班長さんが保健生代表で謝辞をのべて下さる。そして静り返つた哀愁の会となつた。

　いろいろと御指導下さつた尊い皆様に御礼をのべ、荷造りをなし、１１時頃より乳児院にて総動員にて記念撮影をなす。其の後、又院長先生、主任さん、婦長さん等と共に又再びカメラにうつる。織田先生がいらつしやつて、愛育隣保館を見学。午後２時頃よりいよいよ別れの時は迫つた、賛育会を後に大勢の皆様に見送られいそいそと歩む。

　ふり返りふり返り万歳に打たれつつ駅に到着、３婦長さんに見送られプラツトホームに立つ。遙か姿だけ見えても共に手をかざしていよいよ尊い姿は家並の中に消えてゆく。あの時小さき胸は、はり裂ける様な思がした。旅人となりて都を去り車窓より外

を眺むれば、田園が美しく展開する。もう早稲は穂頭をかしげ黄金の波はゆるくそよめいてゐる。しみじみ里懐しさを覚えさせられた、次から次へと空想しつつ千葉につく。

　懐しき第二のふるさとについた嬉しさとびつく様にお室に入る。ゆく夏の風はつかれた我が身に涼しみを以て去りゆく。ああこの窓で、医大を水道局をとながめ入る。庭園のお花もとりどりに咲きほこり我等を迎へる如く一層美しく優しい香を放つてゐた。夜はおいしい親子、まもなく西瓜まで御馳走して下さつた、皆大喜びで舌づつみを打つ。8時頃より織田先生に勤務配属、又、未来への進むべきお話を承る。久方ぶりに第一夜をむかへ１１時消燈！

9月

9月1日　日曜　晴　体温　脈拍
　来信欄：躍進届く　　　発信欄：ふるさとへの便り

　朝まだきより、もの凄いサイレンの音に目を覚す。慌しくわめく声は遙かに聞ゆ。西の彼方は薄闇の中にぼーっと赤く大空に上がる、窓に寄りかかつて皆不安げに見てゐたが間もなく静まつた。佐久間さん、末吉さん、伊藤さんは身仕度をなしいとしい故郷に帰つた。うす霞の中に彼の友の姿は消えてゆく。そのまま机を持出して里への便りを書き、又感想文に想を練る。しかし、作文つてむつかしいもの、仲々纒らぬ。疲れ果てた身に寝そべつて半日過し、夜具の日光浴。その中に荷物がつく、後片付をする、繕ひものをする、たつた一日の日曜は夢のごとただ雑事におわれ慌しく過さねばならなかつた。

　しかし、第一日より日課を定めて規則正しく、熱心、忍耐、努力の精神を以て万進せん。医大の屋上に翻る日章旗は、夕陽に一入美しく床しく我に激励して下さる。「青葉の森」よりひびく蝉の音、花園よりはチロチロとすんだ虫の音、一日一日と消えゆく若きこの身、又明日は尚新しきを。

9月2日　月曜　晴　体温　脈拍
　発信欄：続いて故郷へ

　静かな静かな都の朝を迎へた。田辺はさぎりに包まれ、純真な夢よりさめた。清浄な空気を心ゆくまで吸つて故郷への便りを書く。寄宿舎の窓より見える桜の葉は、もう少しで色づきはらはらと風にちつてゆく。どこでも入学式、生徒さん達は皆元気溌剌と登校する。

　1人しんみり第2巻の復習をなす。その中にお家に帰つたみんなが帰つて来た。柿、お芋などに舌づつみを打つ。午後より看護婦学校に登校、第2学期の始業式を終し小嶽先生に様々の注意を受け、ゆるみがちな心も強く励まされた。又、席も成績順、出来の悪かった自分にしみじみ恥ぢた。第2学期こそ、と今日は第1日だ。よく学び、良く働き真実に生きてゆかねばならぬ。

　夕日さす此の懐しいお室ももう幾日もみられないのだ、あの大学あたりの「青葉の森」に蝉の声がひびく、第二小学校の日章旗は清くゆかしくなびいてゐる。

9月3日　火曜　曇　体温　脈拍

　限りない大空は、うす霞に包まれ静な朝は明けた。今日こそ病院勤務の第一歩なのだ。その大切な3ヵ月を約する日、洗面をなし心の何物をも清算して、心中ひそかに善なくより強くより高くより寛く生きる事を祈つた。

　新しい環境の中から、心楽しく先生、婦長さん、先輩の看護婦さんが以外にも親切に教へて下さる。やつぱり何もかも天与なのだ。入院中の3名、8時より廻診。結核性胸膜炎の子はもう虫の息、あと2、3時間の中に臨終とか？　傍らにつきそう父母は涙ぐんで先生に様子を伺ふ、其の子の手にはマントー反応、1.5cmの陽性、あわれこの世をさりゆく幼子、目がしらの熱くなるを覚えた。

　9時頃よりお客様は限りない、忙しく周到に立働く看護婦さんは無言の教を以て導いて下さる。見るものきくもの皆珍しく楽しい半日をすごす。学校終るが早いか班長さんがお休との事、もちがしをかつて一足とびに、様子をうかがひ何やかやと雑事をしてあげる。その後、室のひつこし寸暇なく立働き、清掃の後、拙きペンをとる。

9月4日　水曜　体温　脈拍

　純真の夢より覚むれば新しい環境の朝、隣には居なれぬ友の心地よきいびき、外は宵のとばりは晴れて漢湖〔ママ〕としてゐる。病める身の我が母であり師である班長さんを訪ひ、7時半出発。以外もう先生がお出になり盛に診察してゐる。これはしまつたと思つた。

　9時、山崎さんがいらつしやつて、先生は2人の役を決め先輩の看護婦さんは私たちの監督になつて下さる。山崎さんは介助、私は処置を命ぜられ、拙い私の動作を先生はよく教へて下さる。恐る恐る浣腸や体重を計る。実習にてやれば憂ひてゐた程でない、しかし有難い事だ、こうして自分も磨かれてゆくのだ。ふと榎本さんよりこんな事を聞かされた、こうしてあなた方が実習して居る事は皆看護婦学校の成績にかかわつてるのだから、まじめで一生懸命で要領よく緻密に立まわり、分らぬ事を大いに質問して有意義に修養してゆきなさい、だがこの事は誰にも口外してはならぬとの事。これをきかされて一層奮ひ立つた。聖なる一日、時は流れる。しかし、ただ一つの心の悩は益々高鳴るばかりで、ああ、如何しやう　？？？

9月5日　木曜　晴　体温　脈拍

　一昨日より学校衛生婦が寄宿するとの事、お室をあけて3班へ臨時に引越したが、それはやめになり懐しき2階に帰る落付かぬ日を過した。目前には感想文試験が迫つてゐる。班長さんは3日より少し健康を害しお休みになつてゐる。偶然なる慌しさに

どうする事も出来なかつた。漸くまとめた感想文、朝まだきより清書した。

　7時半出発、もう先生は入院の廻診を終してゐた。黄疸の子あり、それにつきいろいろと説明して戴く、又処置の時質問されて拙くも応答出来たので嬉しかつた。次第にやる事も分つてくるし希望も歓喜もます。診察室はむし暑く、時折ふき入る風が実に嬉しい…！　今宵は、班内と室をとり返る事、ふと真に真に悲観の絶頂、心中ひそかに泣いてゐた。勉強する気もとこへやら、ああこの荒波よ大いに暴れるがよい、明日の使命は天計る。

9月6日　金曜　晴　体温　脈拍

　以外にも班内の人も室も一変して了つた。過去5ヵ月間、睦しく手をとり合つて過して来た皆様と今日限り、今宵は電燈もうるんでゐる。床に入りて物わびしく思に沈む、その中に瞼はあつくなり何も見えなくなつて了つた。いくらこらへ様としてもこらへ切れず、何故か悲しい涙はとめどなく枕をぬらして了つた。考へて考へぬいて我にかへつた。何処かでしきりにすんだ虫の音もあわれ、涙にぬれた宵の夢よりさめて又新しい朝を迎へた。

　4時起床、感想文に拙きペンをとる。ひしひしと身に迫る初秋の涼風、新鮮な空気を一杯すつて、8時より森岡病院勤務の第4日目。作務も自然に要領を得るが、まだまだ至らぬ事恥しい事も多々あり、しかし先生は実に優しくして下さる。静な静な診察室の窓ごしに見ゆるやつでは、微風にゆつたりゆつたりとそよめいてゐる、楽しい勤務の一時！

9月7日　土曜　雨　体温　脈拍

　思出をささやく如く秋雨は我が窓に煙つてゐた。しつとりとぬれた庭園のけいとうは、一層色を増して緑の中に美しく咲き、風にそよめいて銀の雫を地上に散らしてゐる。この明るいすがすがしいお室で又自分は生活出来るのだ。昨日までセンチであつた心も取りなおし、又新しいにこにこ生活を続けて行かうと思つた。傍では友の安らかないびきが時折聞ゆ。

　今試験を眼前にひかへてゐるのに、今までの慌しさに落つかず、唯心忙しく過し了つた。「静なる今」と思つて本をめくり始めた。朝の作務を終し勤務にいく、まだ7時半にならぬ。清掃された室内より漏れるブレさんのリズム、高く低く夢の世界へでも行つた様に、室は曇つてゐても、又一層心の中まで清められる様な心地した。少しの暇を見て控室の育児カレンダーの一部をメモに記入した。榎本さんも雨の中より届いた新聞を見てゐる。その中往診より先生がお帰りになり、黄疸の子を診察して、又お出かけになる実に忙しい御身に驚く。私も先生の如く暇なく学ばねばならぬと無言の教にうなずく。

9時頃より続々来客あり先生はおかへりになつた。診察中ふと赤ちやんの着物より、のみが飛び出したのですぐおさへた。すると先生は、にこにこし乍ら「おお、綱島仲々速敏だな、昨日も又今日もか　ハハハハ…」と笑ふ。私は恥しい様な嬉しい様な気がして、ほつと顔の赤くほとるのを覚えた。そして友と顔を見合した。暇を見て発疹の現れる病気を教へて下さるので、夢中でメモに書入む、時々先生からも問題が出た、分れば答へる楽しい先生との質疑応答は静な診察室の中に溶け込む様に…巡るその日その日が光明と観喜に充ちて、拙き一乙女の優しく導れゆく事、本当に心から感謝致すのみ…今日はとうとう雨となつて了つた。台風がくるとの警報、やや強き風はあらゆるものを吹きまわしてゐる。

　9月8日　日曜　雨　体温　脈拍
　来信欄：父、我が身を訪ねて
　5時起床、雨は激しい風に横に飛んでゐる。日曜日ではあるものの重い勤務が眼前に迫つて、しかしいくらか、かぜひきで起き上れなかつた。雨戸を1枚ひいて、ねそべつたまま本を見る……8時半出発、雨風と戦ひつつ出勤。今日はお客様が少い、先生に、ハイネメジン氏病とピルケ反応についてお話して戴く楽しい勤であつた。帰りがけ安藤先生に突然ゆき会ひ勤務の事を話して帰つた。
　おいしいお昼をいただき洗濯をしてゐると、以外にも父が訪れた。お土産をたくさん下げて雨の間にはるばる来てくれたと思ふと、胸が一杯だつた。2時すぎ本町通まで見送つた。写真をとりに行つた班長さんに偶然一緒になり、過去の思出を物語りつつ別居生活になつた今を共に悲しんだ。ああ天よ、又共に過ごしよき道へとお導き下さる日を、一日千秋の思で待ちこがれてゐます。

　9月9日　月曜　小雨　体温　脈拍
　雨の中を勤務にとく急ぐ。大和橋の袂にさしかかると、向ふよりお花屋さんが鋏の音を響かせてくる。籠の中にもられたグラヂヨオラス、コスモス、名も知れぬ緑のいぢらしいあの小枝、煙る霧雨に緑、ローズ、トキ色、白、紅とりどりの色を一そう鮮に、床しい香をただよわせて家から家の軒をうり歩いてゐる。私は、唯茫然とたたずみ美しい花の色にみとれた。
　ああこの花の如く清く優しく伸び伸びと生きたいと、又ふり返り歩みを進めた。街頭にはバス待つ人の数々、雨にしんぼりとたたずむあの角で……勤務今日は以外にもお客さん多く寸暇もなかつた。病める子の体重測定、1回哺乳量の測定、先生の指図によりいろいろの実習をさせて戴く、日に日に前進への希望と光明を得て楽しく、有

効に第2学期を過したいと念ずるのみ……。

9月10日　火曜　雨後晴　体温　脈拍
　来信欄：写真とどく
　鬱陶しい雨の日は続く。身体検査のため11時に勤務よりひけて健康相談所にて例の如く検査す、以外にも身長の伸びた事！…看護婦学校終りて帰る頃、あの霧雨はあがりて、忽ち月和になつた。
　今日は産婆学校での始業式、校長先生が時間の始めに、未来への覚悟をお話して下さる。我が皇軍の勇士たちは世界環視の中に、東洋永遠の平和と世界全人類の幸福のため、寒暑と戦ひ頑敵を膺懲し聖戦目的貫徹のため努力をつくしてゐる。この立派な皆様の如く聖の一字を以て、熱心、忍耐、努力、勤勉でありたいとお諭しになつた。皆一層緊張し輝く視線は先生に集中してゐる。それから6時すぎ帰り、届いた写真に見とれつつ、思出の数々を物語り楽しい一夜をむかへた。今日から早速、聖産婆を目ざして？……

9月11日　水曜　晴　体温　脈拍
　快晴の日、朝の街頭を心ゆくまで新鮮な空気を吸つて歩みを進めた。大和橋の角までゆくと以外にも、ありし日の思出となる藤縄さんが偶然にも出合つた。無量の感に打たれつつ、我等の只今の境遇を発表した。過去3ヵ月前にはあの加藤病院のベットの上の人だつた、そして私の通学の行き帰りを楽しみに窓によりかかつて待つていてくれたあの頃、青葉の薫り充ちた5月だつた。
　本当に早いもの、若き日も孤独と寂膜(じゃくまく)と消えてゆくのだ、無量の感に打たれつつ別れた。幾度か幾度かふり返つた楽しい嬉しい朝の幸福！　以外！　にも外人の患者あり、先生より外人に対しての接し方についてお話を承る。

9月12日　木曜　雨　体温　脈拍
　大空は見る見る中に雲で覆れて了つた。室内は不気味に蒸し暑い、間もなく風が出て、雨は斜にとばされしぶきとなりて散る。友と勤務先へ本町通りを急ぐ。漬物屋の前までくると、突然言葉をかける方がある。おやと思つてふりむくと、懐しき母校の恩師椎名先生だつた。余りにも以外な喜、しかし、先生も学校務で自転車にのつてゐる、少し言葉を交したが、あの尊い姿は人込の中に消えて了つた。無言の感に打たれつつ又道を急いだ。夕方激しい雨は風を伴ひ、うす暗の中を帰るに傘がない、伊藤さんに入れて戴き、はだしで町を続いて走り出した。雨は袖をスカートをぬらす、漸く舎にたどりつき何もかも忘れて、おいしい夕飯を戴く……。

9月13日　金曜　晴　体温　脈拍

　夕べの時雨はからりと上り快晴の朝を迎へた。初秋の朝日は雨で色をました。天地万象を万遍なく柔く照してゐる。今日こそ試験の日は訪れた。毎日の疲れと慌しい勉強に不安なため、良心はとがめてならなかつたけど、皆して勤務半日欠勤、試験勉強にと拙き筆をとる。いよいよ時は来た、以外以外あんなに勉強したのに、唯一問題に驚く、しかし勉強したのは後のためなのだ……夕やみほの迫る街頭を友と帰る。懐しき寄宿に帰れば涼しげなる虫の音、庭園の何処にかすんだ音は一層冴えて思ひ出を深かうしめんとする如く。大空に美しい光を放つ月は青白く秋の感触を深くす。何気なく窓より眺む都の月夜！　唯無心にありし日の故郷を思出してならなかつた。父母よ、弟妹たちよ如何に終すか？

9月14日　土曜　晴　体温　脈拍

　彼の友の始めての便り。宵月の流れ入る我が２階の窓で、涼風に甘かされつつキャンデーを食べて慰め合つたあの日も、懐かしい思出となり別室の人となつて了つた。思へば何故か淋しい、むせび音にきこゆる虫のリズムを枕に、夢に幻に一夜を明かし、静かな静かな朝は訪れ窓を明け放つ。逝く夏の名残をとめて、つくつくほうしは遙にてなく……朝の街頭を物思に沈みつつ歩む。

　昨日の事はどうして言ひ訳し様かしら？　不安でたまらない、辿りついて正直に話しわびた。病める、いぢらしい小児達の姿、気管のわるい子、お腹こわしの子、消化不良、様々病におかされ先生に診察処置を行ひ、日に日によくなる喜を抱いて訪ふ皆々、先生に感謝す。浣腸とか処置介助、精神的学術的に向上される、喜に充ちて！

9月15日　日曜　晴　体温　脈拍

　思ひはるかに森岡医院へ勤めし幾日も、もう最後の日となつて了つた。今更かへり見れば、先生や先輩の看護婦さんのお導きにより体重を計る、浣腸をする、処置をなす精神的にも学術的にも一歩一歩向上された自分に気付く。クランケが多くて少しも休む間はない位半日楽しく過し、愈々別れを告げねばならなかつた。

　小川さんが受験問題集をかして下さつた。しかし、あの方はもう森岡さんには居なくなり何処かにお出との事、ほつとした。しかし、これもあの方の出世のためいらつしやるのだ。懐しい医院を後に寄宿にかへる。見しらぬお客様がお見えになる、友の話によれば、新郎新婦のお見合があるとか、清掃されたお室には活花がゆかしとかほつてゐる。

9月16日　月曜　曇　体温　脈拍
　来信欄：躍進学友帖届く
　希望の朝を迎へた。以外にもかねてより待ちこがれてゐたあの学友帖、嬉しくて嬉しくて兎の様にぴょんぴょんはねたい様な胸をおさへてめくる。夏の漲剡さ……我が影も幾多の友の中に交りて、ああ彼の友為岡さんは如何にと、「ああここに」面影は美しいお花の如く輝く様に、御やさしいお姿を眺めつつ心中ひそかに案じた。しかし、時が許さぬので勤務にある。又新しい環境にて又さびしくてたまらなかつた。要領が分らなくて気がひけるばかり、しんぼりとして沈黙の半日を過した後に、入院中のクランケの廻診ついて行つて見た。
　中庭には池の浮きもの中に数多の金魚が泳ぎまわつてゐる。病室、病める人々、其の設備やら、唯驚異の目を見張つた、淋しい日だつた。今宵は十五夜、舎監さんよりおいもと栗をいただき、みんなでそよ風に吹かれつつ味はう喜の一時。

9月17日　火曜　雨　体温　脈拍
　来信欄：石塚さんよりの嬉しい便り
　雨の中を病院勤務にとく急ぐ。街角は学生さん達で一杯東西に歩みゆく人々皆忙しげに……。病院では藤原先生がいらつしゃらず見知らぬ先生が代わつて診察処置をなす。「分らぬ事があつたら質問しなさい」とのお言葉、誰一人、私を相手に教へて下さる方相手になりて下さる方はない、沈黙してゐた時にこのお優しい暖かいお言葉、本当に本当に嬉しく又力強く思つた。
　プレーゲン達は暇を見ては雑誌を読んだり、編み物をしたり思い思いの事をしてゐる。先生が時々からかつて笑つては顔を見合せてゐる。私は唯一人何の実習も出来ない、森岡医院にゐた時は何でもさせていただき、よく教へ導いて下さつた事思ひ出し胸が一杯だつた。唯自分はこうして打沈んで皆のする事見てゐる外はない。窓ごしに通りを眺めては又考へ込む。ああ、あの医院にゐる頃は、あれが私の真の幸福だつた。

9月18日　水曜　暴風雨　体温　脈拍
　安な夢の中に、ふと、鈴木前班長さんよりお優しい声で起された。目を覚すと、外では風雨が暴音をたててゐた。「嵐になりそうだから雨戸を入れて下さい」と、真夜中に私達を偲びわざわざ下より来て下さつたと思ふと有り難さで一杯だつた。とび起きて戸をたてる。そして眠つて了つた。時はいつしか経ちもう夜は明けてゐたが、風雨は益々激しくなつて庭園は水で一杯、玄関や風呂場まで浸入して来た。みんなで病院勤務をさぼり勉強す。

ふと気がついた時はもうおそかつた、押入れの中へはポツツリポツツリと大きな雫が落ち、荷物を少しぬらしてゐた。急いで洗面具を持つて来てその雫をよけた。室内はふとんや雑物で一杯、恰もひつこしが着いた様？　床の間の前まで大きな包みやこうり等！　これも非常時なのだ……　看護婦学校はお休み。しかし、この嵐の中を、裾を羽折りお道具を背負ひて街頭をゆくこの姿、人に遇ふ度恥しくてならなかつた、これも皆々思出となるのだ。１２時到着、４時まで自習、今日は北白川の宮国葬の日……沈黙は続く……。４時始る頃はあの荒れくるうてゐた嵐もいづくにゆきしか、青空の領域は益々広くなりて忽ち天気となり、夕陽はきらきらとまぶしい様に木陰の間より窓に反射する。ああよかつたとほつとした。風にもまれた木々はしんぼりと夕日を浴びている。

９月１９日　木曜　雨　体温　脈拍
　来信欄：土岐先生訪問
　憂鬱な雨は限りなく続く。嵐ゆきし日の庭園の草木は、風に吹きまわされ倒れて雨だたきになつてゐる。今日も又沈んで見学のみ、プレさん達が先生の指図により周到に立働く姿、じーつと眺めて諭る外はなかつた。診察室の一隅にただずむ私の心境、気がひけるばかり、森岡医院にて実習させて戴きし事、今更思へば淋しくてたまらぬ。先生が、分らぬ事はきけと御言つて下さる、しかし、質問する気になれぬ……１２時１５分前、幸い、盲腸の手術あり見せて戴く。あの時習つた無菌的武装、あら本当だわとうなづく、始めて切開手術を目のあたりみた。私には以外にも言ひ知れぬ、有難さと喜がこみ上げてくる。零時半終り学校へととく急ぐ。どんより曇つた街には、もう淋しい秋の昼すぎ？

９月２０日　金曜　曇　体温　脈拍
　来信欄：生中さんより嬉しき便り
　朝は一杯の雲に覆れてゐたが、いつしか懐しい青空が現れ、見る見る中にその領域をひろげてくる。朝日がほほ笑む如く柔い光を放つ。すがしい朝の幸福、傘をひらげたりぬれものを干したり雑事をなし勤務に出る。班長さんが熱発との事、学校ひけるが早いか容態を承る。以外にも元気で、水枕はしてゐるものの微熱位で憂ひないとの事ほつとした。
　今試験を眼前にひかへて病める数名の友を見舞ふ。彼の友の心中はどんなであらうか、早く健になれかしと念願す。夕方、今日からは御飯がもりわたしで、お皿にもられた御飯をいただく。食事をかこむ喜！の中に又、懐しき友の始めての便り、末吉さ

んより戴いた柿を机の上にならべて、よろこびの今宵。

9月21日　土曜　晴　体温　脈拍
　天高く秋風清涼の朝を迎へた。久しぶりに洗濯をなす。すがすがしい朝の空気を一杯すつて病院勤務。１２、１３歳かと思はれる男の子が松葉杖にすがりて診察室に来る。左の足が激しくはれ、数ヵ所に大きな傷がある。先生は処置をなしつつ、この足は切る、そして中の骨が腐れてゆくそれを取る、決して泣くんではないよとの言葉に、その子は唯だまつてうつむき淋しい笑をもらす。可愛想にあの友は皆元気で勉強してゐる事だろうに、あらゆる苦痛を偲ぶ今の境遇、そしてその将来はどんなになるのだろう？　紫色にうるんだ足、傍で包帯してゐるプレさんをじーつとながめてゐる……杖にすがりて歩みゆくあの姿を見送り、思はず目頭の熱くなるを覚えた。くる人もくる人も皆、痛そうな傷口を見ては歯をくひしばつてゐる。彼等のみに与へられたこの世界、治癒の日を念じつつ……。

9月22日　日曜　晴　体温　脈拍
　５時起床、久方ぶりに故郷へ帰る。車窓より見ゆる田園等に黄金の穂頭を弄ぶそよ風に波打つてゐる。しみじみ里、懐しの情に打たれた。一歩一歩家に近づくにしたがひ胸はおどる。路傍に遊んでゐた子達はみんな、リンゴの様な頬して私の帰りを迎ふる様にみんなで家までついてくる。お土産を分けてあげる、すくすくと伸びゆく子ども達のいぢらしさ……今宵は村へ嫁いだ叔母さんも来て、みんなで楽しい物語にいつまでもつきぬ。夕飯をすまして聞くともなくラヂオの歌謡曲、あら、昨日教へて戴いた国民進軍歌、思はず口づさむ……。

9月23日　月曜　晴　体温　脈拍
　懐しい里の一夜は明けた。家では早まだきより、おもちをついて御馳走して下さる。久しぶりに梨畑をめくる、出荷した後は葉ばかり風にそよめいてゐる。一隅にある早生、大きいのをさがして籠にもぐ。たまたまとり残しの長十郎が見事に熟し、みずみずとしてゐる。皆へお土産にてもぐ。すくすくと育ちし梨、矢つ張り今までの労等がこの実に美しい栄冠となりて現わるのだ。
　秋の日とはいへ今日は珍しく暑い、４時別れをつげて出発、幼き２人の妹は、あの田圃のほとりまで見送つてくれた。千葉の姉ちやん又来なね？……片言交りのいぢらしい妹の声、胸が一杯だつた。ますます遠ざかつてゆく、ふり返りふり返りとうとう見えなくなつて了つた。

9月24日　火曜　晴　体温　脈拍

　静な静な朝は明けた。起き上らうとしたが、何故か目は開かず全身つかれはてて起きられぬ、一寸本を開いて見たが又、うつらうつら眠つて了つた。夢うつつ、その中に朝日は我が窓にらんらんと輝き初めた。しかし、全身違和で半日の勤務休ねばならなかつた。初めて休む、気がとがめてならなかつた。帰省し荷物の多すぎたのが許か、手も足も心から痛い、何もせず半日床の上にて過す。その中に班長さん、日暮さんが帰る。お土産をあげた、皆本当に喜んで下さる、午後より学校にゆく、まだまだ体がだるくてたまらぬ……。今宵のおいしい夕飯、それにお皿にもられたおはぎをいただく、実においしかつた。

9月25日　水曜　晴　体温　脈拍

　朝まだきふと目を覚す、5時10分前だつた。起きやうと思つても眠くて、しかし、考れば試験が眼前に迫つてゐるのだ、思きつて起き上つた。みんないい気持ですやすやと安らかないびきを立てて、私はぬき足さし足で洗面し、そつと机にかかり本をひらく。外のうすら寒い風が体にしみる、雲は空一杯にひろがつてとんよりしたうすら寒い日だ。

　3日ぶりに病院勤務に出る。幾日たつても同じ、何等得る所がない、包帯まきを見る位、質問し様と思つても先生は忙しいらしく、淋しくひつ込んでゐる外はなかつた。加藤校長先生が試験は来月の10日すぎだとおつしやる、ほつとした。勉強不足の私にはほんとに嬉しい。学校ひけてより鈴木さんと洋服屋さんへゆく、夜の街頭はうすら寒い、チロチロと虫の音が何処よりか？

9月26日　木曜　晴　体温　脈拍

　　街頭は果しなく
　　果しなき謎を秘めてながき人の世の
　　みどりかぐはしき並木路
　　きわみなく連りてにじみ黄色き灯人影多きこの夏の宵
　　何を求めてひとり
　　唯一つの真実の答いづこにあり
　　やはらかき風は夢の如肌をなぶり
　　青き星は冴えて嘲笑ふ声は地上に満ちてうづまく
　　つかれてさみしなきながらにも似たる姿よ
　　果しなき謎ひめ続く人の世の　並木かぐわし白き鋪道

何をかたりてともしびよ何処まで続く
　　あかときの夢　いたづらにさむまじ
　　なよろし夢路の果て　見んまでは

９月２７日　金曜　晴　体温　脈拍
　今日は病院のプレさん達が半数旅行に出かけたので、手少でわり合いに忙しかった。見知らぬ方が１人、里の静養にでもいつて帰つて来たらしく、先生、婦長さん等に挨拶してみる。先生は、おおよい所へ帰つてくれた、手不足で困つてゐるのだと喜んでゐる。その人はもう相当熟練されてゐるらしく次から次へと立働く。
　今日は、宮川さんと２人包帯の実習、少し教へていただいた。わり合い時間のたつのが早かった、今までになく楽しい日だつた。たまたま街頭を窓ごしに見る、忙しそうに往来する人々、かくの如く時は刻一刻と過ぎてゆくのだ、巡る日と共に向上しゆかねばならぬ我等の時代！　強く生きやう？

９月２８日　土曜　晴　体温　脈拍
　病院にてギブス包帯を見た。ガーゼに名もしれぬ粉末をつけて温湯に浸し、それをしぼりて青梅綿をまいた上にらせん帯をまく、そして仕上げに乾包帯をまきその足を１５分位乾くまで支へてゐる。これを言ひつけられ、実に自分の手でない様につかれてしびれる様だつた。この包帯は如何なる時どうして何によつて行ふか質問したくてならなかった。しかし、先生はいつも忙しそうなので、とうとう望は達せなかった。器械を見ても解らぬ事は一杯だけど中々よい折がない、とうとう今日の半日を過して了つた。産婆学校にてベッケンと正規の心音及触診の実習、うすかすみのたなびく頃、婦長さんの許にて心音をきかせていただく……、６時のサイレンがなる、丁度学校をひけてくる時だつた。

９月２９日　日曜　曇　体温　脈拍
　発信欄：里へ便り
　花にも優る美の精は　にこにこ顔の女性美よ
　世にも優れて尊きは　乙女心の優しさよ
　乙女心の優しさは　剛き心も和らげん
　にこにこ顔の女性美は　業のつかれも忘れしむ
　天女の姿　女神像
　それは女性の備へたる　身と心との美しさ

二つの徳のあらわれよ　人に賢愚の差別あり
　　　真理を知らぬ愚人等は　女性の徳を知らずして
　　　我びと共に　苦に悩む
　　　賢き人は道をきき　天女の如く徳を得て
　　　人にも好かれ我も又　葦ある身とぞなりぬべし

　本町の洋服屋さんへゆき、オーバー、ハーフをあつらへに行つた。どんより曇つた日曜の午後……布留川さん腹痛のために昨日より早帰りし、平山先生の往診を乞ふ。今しばし心地良きか、安な夢の旅路をゆく。

9月30日　月曜　雨後晴　体温　脈拍
　病院勤務も最後の日、外には冷い秋雨が煙つてゐた。１１時より、アツペンのオブラチオンがあり見せて戴く。手術室はストーブにて温められぽつかり温い。無菌的武装をした看護婦さんは周到に介助をなす。之を見せて戴く私は、どんなに幸福だろう、本当に有難く思つた。
　今宵は末吉さんがお帰りになつて、おいしいお土産に舌づつみをうつ、褐色にうれた柿の一口、おすしをいただいた後、食後の果物もついてこいだつた。鈴木さんと夜の町を買物にゆく、あの町角にて賛育会で御指導下さつた石渡さんといふ方に突然あひ、共にホツトした。あの方は千葉市の出身とか？　一層嬉しさで一杯だつた。街灯の下で物語して又、別れねばならなかつた！

【著者紹介】

弓削田 友子（ゆげた ともこ）

1951（昭和26）年、岩手県に生まれる。
1974（昭和49）年、宮城県公衆衛生看護学校卒業、石巻市役所に国保保健婦として就職2年間勤務する。
1976（昭和51）年、千葉県に就職。習志野保健所からスタートし県内保健所（現在は健康福祉センター）、看護大学校、医療技術大学校、精神保健福祉センターなどで勤務し、2012（平成24）年、定年退職。

千葉県社会保健婦養成所（一期生の日記と戦前の保健婦活動）

2016年5月28日　初版第1刷

著　者　弓削田 友子
企画・編集　保健婦資料館
　　　〒165-0027　東京都中野区野方1-45-2 菊地方
　　　NPO法人　公衆衛生看護研究所
　　　TEL・FAX 03-3386-8837

発行者　谷　安正
発行所　萌文社（ほうぶんしゃ）
　　　〒102-0071　東京都千代田区富士見1-2-32 東京ルーテルセンタービル202
　　　TEL 03-3221-9008　FAX 03-3221-1038
　　　郵便振替　00190-9-90471
　　　Email　info@hobunsya.com　　URL　http://www.hobunsya.com

印刷・製本／モリモト印刷

©Tomoko Yugeta. 2016. Printed in Japan　　ISBN978-4-89491-313-4 C3036